脳血管障害の包括的治療選択

福田 仁・著
高知大学医学部
脳神経外科 准教授

 再発
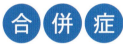 合併症
難症例から学ぶ

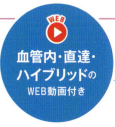
血管内・直達・
ハイブリッドの
WEB動画付き

MC メディカ出版

推薦のことば

　本書の上梓にあたり，心から推薦の意を表します．

　脳血管障害に対する外科治療は，かつては直達手術単独が主流でしたが，血管内治療の発展により治療法の選択肢が飛躍的に広がりました．その反面，治療法は複雑化し各治療全般に対して高度な知識と技術が求められることが少なくありません．また実際の臨床現場では，脳血管障害の再発，合併症，難症例に直面することがあり，エビデンスやガイドラインを慎重に調べても治療法の決定が難しい場合があります．さらに，RCT およびそれに基づくエビデンスやガイドラインは，あくまで限定された条件下での仮説に過ぎず，多様な症例に対する柔軟な対応が不可欠です．本書はそうした個別化治療の解説書として，臨床実践に役立つ知見を提供しています．

　本書の特筆すべき点は，次の 3 点に集約されます．

1．幅広い疾患の網羅

　出血性および閉塞性脳血管障害から脊髄動静脈瘻に至るまで多様な疾患が網羅されており，著者である福田先生自身が直接治療に携わった症例に基づく治療戦略が展開されている点．

2．治療法の比較と選択

　多くの症例で直達手術と血管内治療の双方が比較検討され，それぞれの優劣を評価したうえで治療法（単独またはハイブリッド）が選択されている点．この点が，治療の選択肢やその根拠を理解するのに役立ちます．

3．理解を深める工夫

　Q&A 形式で疑問点が解説され，研修医からエキスパートまで幅広いキャリアの読者にとって理解しやすい構成になっています．また，大半の症例で WEB 上で閲覧可能な動画が提供されており，重要なポイントを視覚的に学ぶことができ理解が一層深まります．

　福田先生は，直達手術と血管内治療の双方に卓越した技術を持つハイブリッド脳神経外科医であり，その豊富な経験と知識が本書に反映されています．

　私と福田先生との出会いは，私が国立病院・医療センターで科長を務めていた 2005 年に遡ります．当時，新進気鋭の医員として赴任してきた福田先生は，多忙な診療の合間を縫ってオフ・ザ・ジョブ・トレーニングに励みました．その結果，専門医取得後 4〜5 年で海外へ留学する頃には，脳底動脈瘤に対するクリッピングや OA-PICA バイパス，high flow バイパスなどの難易度の高い手技を習得していました．その努力と成長の軌跡は，本書の中にも反映されています．

　本書が，脳血管障害の難症例に挑む医師たちにとって，貴重な指針となることを心より願っています．

社会医療法人ささき会 藍の都脳神経外科病院 名誉院長
（前）田附興風会北野病院脳神経外科 主任部長

岩崎 孝一

推薦のことば

　当教室の福田仁先生が本書,『脳血管障害の包括的治療選択　再発・合併症・難症例から学ぶ』を上梓されました. この書籍は, エビデンスやガイドライン, RCT だけではわからないような実臨床の課題を安全かつ確実に乗り越えるため, 著者自身が日常診療で獲得した治療・手術の多様なアイデア・メソッドを示したものです. また, 一問一答の Q&A 形式で構成されており, 疑問点やポイントが明示されています. すなわち本書は, エビデンスを重視しながらも, 著者の今までの経験に基づく自身の思考回路と, 実際の治療方法やその結果を記録した「ドキュメンタリー」であると言えます. また, 著者は日本脳卒中の外科学会技術指導医であり脳神経血管内治療学会指導医でもある, いわゆる二刀流の脳神経外科専門医です. 本書は両方の手技において高度に習熟した二刀流術者ならではの観点で執筆されており, この著者だからこそなし得た貴重なドキュメンタリーとなっています.

　福田先生は京都大学医学部卒業後, 同大学の脳神経外科に入局されました. 当時, 筆者は先輩として勤務しておりましたが, 彼を含め, 当時の医局の若手には楽しい雰囲気をもった人材が多く, 今でも懐かしく思い出されます. その後, 関連病院の中でも症例数の多い施設で勤務され, 様々な経験・体験をされ, 研鑽を積まれたようです. 2017 年に当教室に着任されました. このときが彼にとって初めてのアカデミックな場でしたが, すでに原著論文など数多くの業績があり, 豊富な知識・経験を武器に, すぐに臨床・教育・研究で力を発揮し始めました. 福田先生の堅実かつ現実的な手術手技は若手のお手本でもあり, 若手に経験を積ませる組織文化を醸成してきた本教室にとって貴重な指導者です. 多忙を極める中で, どのように時間を使ってこのような書籍を完成させるに至ったのか, いまだに不思議ではありますが.

　本書は専門医試験前の受験生から, 現場で活躍されている先生方まで, 幅広く必要とされるものと信じておりますし, 末長く活用できる, 愛読書となること請け合いです. それではさっそく, 濃密なドキュメンタリーの世界の扉を開けてみましょう.

高知大学医学部脳神経外科学講座 教授

上羽 哲也

推薦のことば

　少し前まで，直達手術と血管内治療は，脳血管障害という共通の土俵で争う，仲の悪いライバルであった．各治療方法を比較するシンポジウムでは，どちらが優れているのかを競い合うような雰囲気さえあったと記憶している．最近になって，その疾患の最善の治療は「直達手術か？」「血管内治療か？」を選択する，という冷静な視点が一般化したと思う．それは，直達手術で治療可能な領域（P）と血管内治療のそれ（Q）の論理積（P ∧ Q）が非常に広がったからであろう．

　ただ，最近の議論を聞いていると，自分の好む手法で治療を完結させたい，という縄張り主義があるのでは，と懸念する．もちろん，結果がよければそれでいいのだろうが，なぜその治療でなければならないか，という根拠があいまいになっていることは否めないだろう．互いの手法が切磋琢磨していた過去には，とてつもなく高いレベルの技術・戦略の拮抗した争いがあり，それを拝聴して勝手に熱くなっていた自分にとっては，最近の風潮は安易で，かつ危険な気がしてならない．もちろん隣家に飛行機で飛んでも到着するだろうが，歩いて行ったほうが安くて早いに決まっているでしょう？

　本書は脳血管障害の中でも，再発，合併症，難症例を対象としており，極めて濃密である．派手なテクニックを誇示するのではなく，探求心に満ちた屈託のない精神が，「専門医前の先生にも十分興味を持ってご理解いただきたい」という謙虚さをもって技術と戦略を開示するという，ある意味奇跡的なバランスのために，こんなにも魅力的なのだろう．本書は脳血管障害治療の論理和（P ∨ Q）を拡大する試みであり，そのスリリングさは類を見ない．

　一読者として自分はこの教科書から，脳血管障害における包括的治療選択，技術，戦略，意思決定の機微を学ぶことができたと思う．私のこの推薦文を読んでいる奇特な読者の皆様，次は本書を手に取ったあなたが，著者の思いを受け止めて，あなたの目の前の臨床の現場にフィードバックをもたらす番である．そう，この教科書は，新しい脳血管障害治療の道しるべとなる，力強いマニフェストである．この本で学んだことを活かすのはあなた自身である．

　本書に巡り合うことができた幸運な皆様は，このページを閉じて，今すぐに本書を入手しましょう．この本が切り開いた未来において，多くの患者が救われることを期待しています．

神戸市立医療センター中央市民病院
脳神経外科 部長
太田 剛史

序　文

　脳血管障害に対する侵襲的治療は直達手術で幕を開け，近年は低侵襲な血管内治療の発展に目覚ましいものがあります．一時は2つの治療の本質的な優劣にスポットが当てられ，いくつかのランダム化比較試験も行われました．しかし最近そのような論調は下火になり，優劣よりも「どの症例にどちらの治療をどのように用いるか」の議論が優勢になってきているのはご存知のとおりです．

　筆者は，そのような時代背景の元で現職の高知大学脳神経外科に7年前に赴任しました．高知県は地理的条件と県民性から，治療を自県で完結したいという患者さんの希望が強く，最後の砦といえる大学病院での難症例の治療可否は重要な意味をもちます．その中で私たちは，直達手術と血管内治療の選択あるいは組み合わせを最適化することで，難症例の治療をなるべく県内で完結させる取り組みを進めてきており，本書ではその工夫を紹介しています．

　本書で強調したいのは，①ほとんどの難症例は基本的な技術を丁寧に習得し，積み重ねることで対応できること，②最近，症例数の上で押され気味の直達手術は，先人たちの努力により本邦での質が非常に高く，これを系統的に習得することで，「血管内ファースト」にこだわり過ぎることなく脳血管障害の治療成績の向上に寄与し得ること，の2点です．前例のない試みとは思いますが，本書が読者の皆様方の次の症例，今後のトレーニングのヒントになることがあれば，これに勝る喜びはありません．

　直達手術と血管内治療の選択あるいは組み合わせを最適化するのは重要ですが，1つひとつが低いレベル同士では意味がありません．本書では直達手術と血管内治療の協働をメインテーマにしましたが，1つひとつの治療モダリティのレベルを引き上げることは等しく重要であり，それに応じて2つの治療の選択や使い分けを柔軟に変化させていくことを，脳血管障害治療医としてこれから意識していきたいと考えています．

　最後に，本書で取り上げたような症例の集積は，一施設，ましてや私個人ではとても成し遂げられるものではありませんでした．知識，技術を出し合って一緒に難症例に挑んでくれた当施設の仲間たち，本書のコンセプトを補足するための症例提供をいただいた他院の先生方，また惜しげもなく自身の知識と技術をご提供いただきご指導いただいた諸分野のエキスパートの先生方に，この場を借りて厚く御礼申し上げます．本当にありがとうございました．

高知大学医学部脳神経外科

福田　仁

Contents

0章 総論

1 脳血管障害の包括的治療選択 —— 10

1章 脳動脈瘤の包括的治療選択

1 動眼神経麻痺で発症した
　内頚動脈−後交通動脈分岐部動脈瘤
　クリップ・コイルの柔軟な使い分け 合併症 難症例 WEB▶ —— 20

2 高齢者の破裂前交通動脈瘤
　急性期の非侵襲性を追求する 合併症 難症例 WEB▶ —— 29

3 極小破裂脳動脈瘤
　その特徴と診断, 治療のピットフォール 再発 合併症 難症例 WEB▶ —— 41

4 後下小脳動脈瘤
　血管内治療が困難なときの対応 難症例 WEB▶ —— 51

5 フローダイバーター時代の母血管閉塞術
　いかに虚血性合併症を予防するか 合併症 難症例 WEB▶ —— 62

6 コイル塞栓後の動脈瘤再発
　Coil compactionとAneurysmal regrowth 再発 難症例 WEB▶ —— 72

7 大型, 血栓化, 紡錘状動脈瘤
　安全性と治療効果の両立を目指して 再発 合併症 難症例 WEB▶ —— 84

2章 虚血性疾患の包括的治療選択

1 **CEA, CASの周術期合併症**
Tandem lesionとhyperperfusionにまつわるピットフォール 合併症 —— 96

2 **総頚動脈，頚部内頚動脈病変**
ハイブリッド手術室の有用性 難症例 WEB▶ —— 105

3 **椎骨脳底動脈系の虚血性病変の治療**
血行再建術の適応決定が難しい疾患群 再発 合併症 難症例 WEB▶ —— 115

3章 シャント疾患・脳腫瘍の包括的治療選択

1 **脳動静脈奇形**
術前塞栓術のベネフィット＆リスク 再発 合併症 難症例 WEB▶ —— 126

2 **脊髄動静脈瘻**
画像診断と病型分類の進歩 合併症 難症例 WEB▶ —— 137

3 **出血性脳腫瘍**
硬膜内血管からの塞栓術を考える 合併症 難症例 WEB▶ —— 147

推薦のことば —— 2
序文 —— 5
本書の使い方 —— 8
WEB動画の視聴方法 —— 157
WEB動画解説目次 —— 158
索引 —— 162
著者紹介 —— 165

本書の使い方

・本書の情報は 2024 年 12 月現在のものです.

・本書で示す製品名では®, ™ は省略しています.

・本書で取り上げる製品の解説には，一部適応外（承認外）使用も含まれます．実際の使用・施行にあたっては，必ず個々の添付文書を参照し，その内容を十分に理解したうえでご使用ください.

・適応外（承認外）使用については，十分な informed consent と院内倫理委員会の承認を得たのちに，経験値の高い指導者のもとで適切に実施してください.

・本書の編集制作に際しては，最新の情報を踏まえ，正確を期すように努めておりますが，医学・医療の進歩により，記載内容が適切でなくなってしまう場合があり得ます．また当然ながら，施設の環境，使用機器，患者の状態，術者の知識・技術等により，記載通り実施できない場合があります．上記による不測の事故に対し，著者および当社は責を負いかねます.

・製品は予告なく，販売中止される可能性がありますので，各製品の使用時には最新の添付文書などをご確認ください.

0 章

総論

1 脳血管障害の包括的治療選択

Q この本のタイトルは「脳血管障害の包括的治療選択　再発・合併症・難症例に学ぶ」です．脳神経外科医師のうち，どのくらいのキャリアの層を読者に想定していますか？専門医前の医師では，複雑すぎて参考にならないのではないでしょうか？

A 確かにタイトル通り，この本で扱うのはやや複雑で，一例で複数の論点を含むような症例です．しかしながら，直達手術と血管内治療の基本的な手技を症例に合わせて使い分けたり併用したりすることで，複雑な症例にも安全・確実に対応することをコンセプトにしてありますので，専門医前の先生にも十分興味を持ってご理解いただける内容だと思います．

Q 脳血管障害に対して「直達手術か？」「血管内治療か？」の選択するときに，最も頻度が多いのは脳動脈瘤だと思います．脳動脈瘤治療における直達手術と血管内治療の一般的な特徴をまとめていただけますか？

A 一般的な特徴を表にまとめました．しかしながら時代やデバイスが変化しており，必ずしもこの図式にあてはまらないことも多くなっています．まず侵襲性ですが，わが国は急激な高齢化を迎えており，高齢患者さんの良好な予後を目指す上で血管内治療の

表 脳動脈瘤に対する直達手術，血管内治療それぞれの利点，欠点に関わる一般的な特徴

	直達手術	血管内治療
侵襲性	やや高い	低い
根治性	高い	やや低い
特に強みを持つ動脈瘤の箇所	中大脳動脈，遠位前大脳動脈	傍鞍部内頚動脈，脳底動脈
多発動脈瘤への対応	不利	有利
極小動脈瘤治療	比較的容易	リスクが高い
大型動脈瘤治療	再発少ないが合併症多い	合併症少ないが再発多い
抗血栓薬服用患者	中止や減量の必要あり	継続したまま可能
術後の抗血栓薬の必要性	不要	長期に必要なことあり

低侵襲性は重要です．

図1に示すのは88歳という超高齢者の破裂前交通動脈瘤によるくも膜下出血（WFNS grade I）です．サイズが小さくworking angleもとりづらいため，手技のリスクだけを考えれば開頭クリッピング術のほうが安全ですが，この年齢の患者さんのくも膜下出血急性期に開頭術を行うと，体力，認知力の低下による廃用は必発で，良好な予後が期待できないと考えました．そのため，マイクロカテーテル先端をネックよりやや手前に置いて，瘤内で巻いたフレーミングコイルに沿わせてマイクロカテーテルを瘤内に誘導し，合計2本のコイルで塞栓するという，技術的には難しく根治性にやや劣る手技にはなりましたが，幸い再破裂も起こさず，要軽介助（modified Rankin Scale〔mRS〕3）で退院となりました．

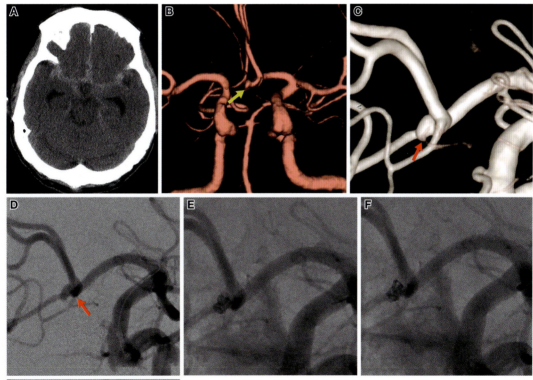

図1 88歳男性．頭痛，嘔吐で発症しwalk-inで受診された急性期くも膜下出血の症例

A：頭部CT画像で脳底槽を中心にくも膜下出血を認める．
B：3D-CT angiographyで前交通動脈に小さな動脈瘤を認める（矢印）．
C：3D脳血管造影で2mmの動脈瘤を認め，先端にブレブを認める（矢印）．
D：脳血管造影におけるコイル塞栓術のためのworking angleを示す．動脈瘤が前方向きであるためA1と両側A2を分離するworking angleはとれず，前交通動脈をbarrel viewで視認できる（造影剤の濃い箇所，矢印）アングルで塞栓を行った．
E：瘤手前に置いたマイクロカテーテル先端から2mmのフレーミングコイルを瘤内に押し出し，これを軸にしてマイクロカテーテル先端を動脈瘤ネックに挿入した場面をnon-subtraction angiographyで示す．
F：2本目の1.5mmのコイルを挿入したところを示す．
G：2本のコイルで動脈瘤内の造影は消失し，前交通動脈もbarrel viewで保たれている（矢印）．

次に根治性ですが，フローダイバーターが使えることになり，母血管構造が破綻しているようなワイドネックな動脈瘤も血管内治療で根治が目指せるようになりました．特に破裂大型ワイドネック動脈瘤に対しては，低侵襲で合併症の少ない部分的瘤内コイル塞栓術で急性期をしのぎ，慢性期に十分に抗血栓療法を施してフローダイバーターで根治を狙う段階的血管内治療を行う選択肢があります．このような動脈瘤はコイルが入った後のクリッピング術の難易度が高く，動脈瘤からの分枝血管がないなどの条件が揃えば低侵襲と根治性を両立できる治療選択になります（図2）．

最後に抗血栓薬服用との関係性をみてみます．高齢化により抗血栓薬服用者は急増していますので，このような症例の動脈瘤治療にあたっては，原疾患の管理の点から抗血栓薬を中断する必要のない血管内治療に優位性があります．一方，血管内治療に使用されるデバイスには動脈瘤治療用ステントやフローダイバーターなど，ある程度の期間は抗血栓薬の服用が必要になるものがありますが，脳動脈瘤保有者は悪性腫瘍や心疾患，出血性疾患などの保有

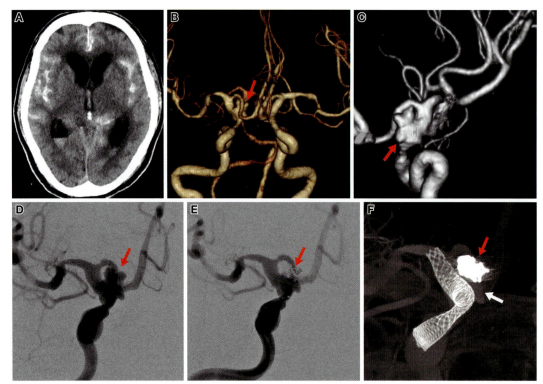

図2 74歳男性．家で倒れているところを近所に住む親戚に発見されて搬送された重症くも膜下出血（WFNS grade Ⅴ）の症例

A：頭部 CT 画像でびまん性のくも膜下出血を認める．急性水頭症を認める．
B, C：3D-CT angiography で右内頚動脈 C2 部に不整形ワイドネックの動脈瘤を認める（矢印）．3つのブレブを認め，動脈瘤近位内頚動脈は狭窄している．
D：急性期動脈瘤塞栓術の working angle．
E：遠位側の2つのブレブのみを塞栓し，急性期治療は終了とした．
F：リハビリテーションで mRS 2 まで回復し，Pipeline Shield（日本メドトロニック）2本でフローダイバーター治療を行った術後の Cone beam CT 画像．コイルが入っている遠位の2つのブレブ（D〜F　赤矢印）と，コイルが入っていない近位ブレブ（白矢印）を有する動脈瘤のネック全体をフローダイバーターが被覆している．

率も高いため，新規の抗血栓薬導入による合併症の発生には注意が必要です[1,2]．当科では，術前の綿密なスクリーニングにもかかわらず，フローダイバーター術後半年以内に体幹の外科的処置を要した症例を2例経験しています（小腸憩室からの出血，肺がん）．

Q 最近はエビデンスやガイドラインに沿った標準的治療を行う傾向が顕著です．この流れは，脳血管障害の治療選択にどのような影響を及ぼすでしょうか？

A ご指摘の通り，最近20年ほどの間にいくつかの大きなランダム化比較試験（Randomized Controlled Trial：RCT）の結果が発表され，ガイドラインにも影響を及ぼしています．しかしながら，RCTの結果を日常臨床に取り入れるには課題もあります．RCTの本質的な問題点として，被検者の条件が極めて厳密に設定されているため，当該疾患のうちの少数にしか治療の効果がわからないということがあります[3]．

例えば破裂脳動脈瘤急性期の血管内治療の優位性の根拠となっているInternational Subarachnoid Aneurysm Trial（ISAT）[4]ですが，組み入れ基準を「血管内治療と直達手術のいずれでも治療できる動脈瘤」に設定しているために，研究期間中の全症例9,559例のうち2,143例（22.4％）のみが登録，解析されています．したがって，77％の症例は臨床医がどちらかの治療を支持したということになり，破裂脳動脈瘤急性期の血管内治療の優位性は実臨床では限定的と考えるべきでしょう．同様に，未破裂脳動静脈奇形に対する内科的治療の優位性の元となっているRCTのA Randomized Trial of Unruptured Brain Arteriovenous Malformations（ARUBA）[5]も，患者組み入れ基準や治療手段に一般的ではないものが含まれており，この研究の結果をもって「治療リスクの低い未破裂脳動静脈奇形に対しても治療介入は控えるほうがよい」という結論にはなりません．また，いくつかのRCTを統合することでエビデンスの最高峰とされるメタアナリシスですら，出版バイアス（有意差を認めポジティブな結果が出たRCTのほうが投稿，受理されやすいため，公表されている研究のみをメタアナリシスで選択すると結果がポジティブな結果に振れやすいというバイアス）の影響が大きいものもあり，解釈には慎重を要します[6]．

脳動脈瘤をはじめとする脳血管障害は，疾患の解剖学的特性や患者背景に多くのバリエーションが存在するため，「血管内治療と直達手術のどちらがよいか？」という考え方よりも，「誰に血管内治療を行い，誰に直達手術を行うか？」という個別化治療の考えがより一層重要になってきています[2,7]．

Q 直達手術と血管内治療の利点を上手に活用し，より安全・確実な治療を目指す戦略の中には，どちらかの治療を選択することや，段階的に両方の手技を組み合わせることの他に，同時手術（いわゆるハイブリッド手術）があります．ハイブリッド手術の適応や各手技の組み合わせ方について教えていただけますか？

精密な DSA（Digital Subtraction Angiography）画像が取得できるフラットパネルと手術台を兼ね備えたハイブリッド手術室では，様々なカテーテル手技と直達手技の組み合わせが可能です．まず，難治性動脈瘤に対して血管バイパス術を併用してコイルで母血管閉塞を行うケースです（1章5参照）．このケースでは，バイパス開存を確認した直後に母血管閉塞を行うことや，ヘパリンを使用した塞栓後に創部を綿密に止血して閉創できるというメリットが大きいです．次に血管内治療との組み合わせではないのですが，脳動静脈奇形や動静脈瘻といった動静脈シャント疾患の直達手術において，診断 DSA でシャントの完全遮断を確認してから閉創するケースです．これは従来，C アームによる DSA を行っていたのですが，やはり画質のよいフラットパネルでの確認は手術効果を担保する意味で安心感があります（3章1，2参照）．

　上述のケースでは，複雑な直達手技と単純な血管内手技を組み合わせましたが，逆に単純な直達手技と複雑な血管内手技を組み合わせる方法もあります．以前から行われていた代表的な手技として，isolated sinus を伴う硬膜動静脈瘻に対しては経皮経静脈的なアプローチがとれないために，isolated sinus の真上に穿頭，直接穿刺してコイル塞栓する direct puncture 法がありますが，他にも大動脈弓を親カテーテルが通過できない場合の頚動脈直接穿刺や（図3），総頚動脈病変に対して頚部頚動脈分岐部をカットダウンで露出して逆行性にアプローチする方法（2章2参照）がこれにあたります．これらの手技はハイブリッド手術室が導入される前は血管撮影室で行っていましたが，血管撮影室は使える手術器具も限られており清潔度や空調基準も手術室ほどではないため，比較的簡便とはいえこれらの手技はハイブリッド手術室で行うのが理想です．

　これに対して，複雑な直達手技と複雑な血管内手技を同時に行う必要がある場合には，ハイブリッド手術としての難度は格段に上がります．なぜなら，手術台の高さや傾斜，フラットパネルの位置，患者の体位について，一方の手技には理想的なセッティングがもう一方の手技にとっては不利なセッティングになりかねないからです．そのような場合は，同時手術のメリットがある場合であっても，あえて血管内手技と直達手技を2段階に分けて行う場合

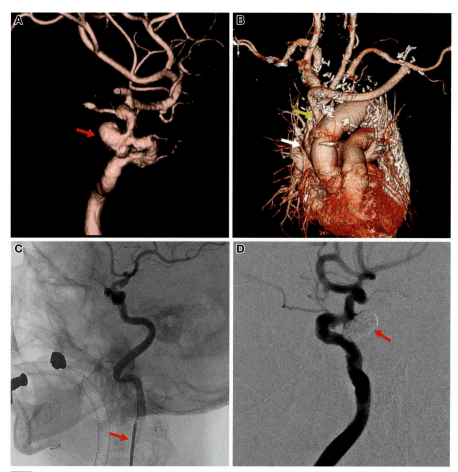

図3 72歳女性．10年前に左内頸動脈C2部の未破裂動脈瘤を指摘され経過観察されていたが，増大傾向がみられたため紹介となった

A：MRAのvolume rendering画像で，左内頸動脈の蛇行したC2部腹側に13mmの動脈瘤を認める（矢印）．
B：胸部3D造影CTでは，大動脈弓部から下行大動脈にかけてステントグラフトが挿入されており，また腕頭動脈（白矢印）と左総頸動脈（黄矢印）はtranspositionされて上行大動脈に再吻合されている．
C：動脈瘤塞栓術にあたり，全身麻酔下に左総頸動脈を露出し，4Frガイディングシース先端を頭蓋底部内頸動脈まで進めている．
D：ダブルカテーテルテクニックでコイル塞栓術を行い，術後の血管造影で動脈瘤は良好に塞栓されている．

もあります（1章6参照）．これらのセッティングはハイブリッド手術室に導入したシステムによっても変わり，筆者の施設のシステムでは側臥位や腹臥位でのハイブリッド同時手術が，手術台と頭部固定器のスペックにより難しく感じています．

その他のハイブリッド手術室の使い方としては，直達手技と血管内手技と同時に行う必要はないが同部屋で続けて行いたいケースがあります．例えば脳動静脈奇形の術前塞栓術は，nidusの塞栓が効果的に行われたときに，nidus内血流が大きく変化して術後出血のリスクがあるのが問題点ですが，ハイブリッド手術室で塞栓後すぐに摘出術を行うことでそのリスクを減じることができます．また，脳血管造影を局所麻酔で行うことが難しい小児について

もハイブリッド手術室の使用がメリットになる場合があります.

図4の症例は9歳の男児で,松果体ジャーミノーマに対する全脳室照射の3カ月後にMRIでの異常所見で発見された右前大脳動脈A1部の仮性動脈瘤です.本動脈瘤は根治のためにトラッピングが必要と考えられましたので,ハイブリッド手術室で全身麻酔をかけ,まず脳

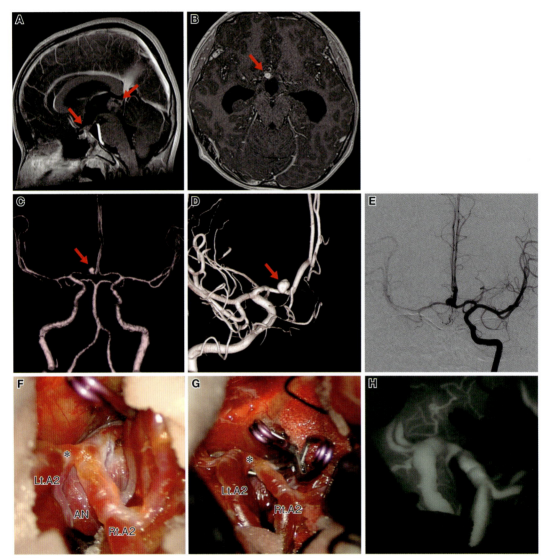

図4 9歳男児.ジャーミノーマに対する全脳室照射の3カ月後に認めた右前大脳動脈A1部仮性動脈瘤の症例

A:発症時の頭部造影MRI sagittal像で,松果体と鞍上部にdouble tumorを認める(矢印).
B,C:放射線治療終了3カ月後に頭痛を訴えた際に撮影した頭部造影MRIで鞍上部に新規の造影病変を認め,MRAでは動脈瘤の発生が疑われる(矢印).
D:3D-CT angiographyでも動脈瘤を確認した後,全身麻酔下にハイブリッド手術室で脳血管造影を行った.3D-DSAで右A1部に6mmの動脈瘤を認める(矢印).
E:右頚部頚動脈を圧迫したMatas testでは前交通動脈を介した側副血行は良好である.
F:動脈瘤開頭トラッピング術の術中写真.Interhemispheric approachで病変を観察すると,動脈瘤(AN)は右A1にネックをもち右A2の裏側に存在した.＊は前交通動脈を示す.右A1近位部にはすでにトラッピングのためのクリップがかかっている.
G:ネックからA1にかけての血管壁が脆弱であり,予定通り2本目のクリップを入れてトラッピングとした.
H:トラッピング後のICA videoangiographyで,両側A2の良好な血流と動脈瘤血流の消失が確認できる.

血管造影を行い，右内頚動脈を圧迫する Matas test を行って前交通動脈の開通性を確認し，その後に開頭術で仮性動脈瘤をトラッピングしました．

ハイブリッド手術室での直達手技と血管内手技の組み合わせは，ヘパリンや抗血小板薬の使用などに難しい問題もあるものの，これからも工夫次第で今まで治療が不可能あるいは困難だった症例を安全・確実に治療できるようになる可能性を秘めています．この本の読者からも，ハイブリッド手術室を用いた新しい治療戦略のアイデアが生み出されることを楽しみに待ちたいと思います．

Q 今後も直達手術と血管内治療の利点を上手に活用し，より安全・確実な治療を目指す戦略をわが国で継続していくには，どのような方策が重要と考えられますか？

A 低侵襲かつ短時間で遂行できる血管内治療が広く普及することは，患者にとっても社会にとっても，また働き方改革のさなかにある脳神経外科にとっても好ましい変化です．また，血管内治療は技術もデバイスも急速に進歩しており，より安全で根治的なものになってきています．とはいえ，施設あるいは地域で，血管内治療でできそうな症例は全て血管内治療で行うという，いわゆる「血管内ファースト」の方針に固執しすぎることは，長い目でみると好ましくないのではないかと考えています．

この本のテーマの一つでもある，直達手術と血管内治療の使い分け，もしくは組み合わせを最適化して脳血管障害の安全・確実な治療を目指すアプローチをとるには，直達手術と血管内治療の両方が高い質で維持されていることが大前提です．血管内治療は直達手術に比べて learning curve の立ち上がりが早い，つまり習得スピードが早いことは以前から指摘されていました．この一因として，直達手術では病変へのアプローチが開頭の部位にしても脳槽の開放にしてもバリエーションに富むのに対し，血管内治療は血管穿刺から病変のアクセスまでの手順がある程度どの疾患でも共通していることが挙げられます．そして 2010 年代前半からの経皮的血栓回収術の爆発的な普及により，直達手術と血管内治療の習得スピードの差がさらに拡大することになりました．血栓回収術の普及は血管内治療全体の件数を増やしただけではなく，特に脳神経外科救急医療の最前線を担う若手医師がマイクロカテーテル手技に早くから習熟する機会を増やし，血管内治療の裾野を大きく広げることに貢献しました．

このような背景で血管内治療の適応が拡大していくのは自然な流れなのかもしれませんが，ただでさえ習得に時間がかかる直達手術の機会が減少すると，血管内治療と相補的，協同的

な役割を担ってもらいたい直達手術の質が保証できなくなる危惧が生じます．血管内治療でできない症例のみを直達手術が担当すると，そもそも血管内治療が難しい症例は直達手術でも難しいため，困難症例だけを扱う直達手術の成績は悪化し，ますます直達手術離れが進むことになります．また，直達手術に回したほうがいい症例だが直達手術の質が担保されないために，無理に血管内治療を行って合併症を起こしたり，不完全な治療に終わったり，というリスクも出てくると思います．

そこで，脳血管外科の質を保証していくために，直達手術の裾野をなるべく広げる必要があると感じています．このためには脳血管疾患に対する直達手術を血管内治療と同数程度確保する必要が出てきます．筆者はカナダでの脳血管外科手術臨床フェローの経験がありますが，日本の脳血管外科は技術，知識，取り組む姿勢など格段にレベルが高く，特に若年など病変の根治性が重要な症例では，積極的に直達手術を行うことで十分に患者さんの利得が得られると思います[7,8]．他にも裾野，門戸を広げる取り組みとしては，昔と比べて格段に普及している動画コンテンツの積極的な利用や，脳血管外科直達手術を積極的に取り入れている施設と脳血管外科を志す医師のマッチングなどの工夫が挙げられます．

まとめ

● 高齢化，血管内治療の進歩という最近の変化は考慮する必要があるが，血管内治療と直達手術との選択もしくは組み合わせにおいては，それぞれの治療法の一般的な長所，短所を熟知しておかなければならない．

● ランダム化比較試験やそれに基づくエビデンスはあくまでも限定された条件による仮説であるため，実臨床ではエビデンスの拡大解釈は慎重に行い，目の前の症例には柔軟に対処する必要がある．

● 直達手術と血管内治療の利点を上手に活用し，より安全・確実な治療を目指す戦略を継続していくためには，現状を考えると直達手術の裾野，門戸を広げる工夫が必要かもしれない．

参考文献

1) 日本脳ドック学会，脳ドックの新ガイドライン作成委員会編：脳ドックのガイドライン2014．響文社，札幌，2014，71-8
2) Connoly ES, et al: Cerebral aneurysms: To clip or to coil? That is no longer the question. Nat Rev Neurol 5: 412-3, 2009
3) 康永秀生ほか：超入門！ スラスラわかるリアルワールドデータで臨床研究．金芳堂，京都，2019，4-13
4) Molyneux A, et al: International Subarachnoid Aneurysm Trial (ISAT) of neurosurgical clipping versus endovascular coiling in 2143 patients with ruptured intracranial aneurysms: a randomised trial. Lancet 360: 1267-74, 2002
5) Mohr JP, et al: Medical management with or without interventional therapy for unruptured brain arteriovenous malformations (ARUBA): a multicentre, non-blinded, randomised trial. Lancet 383: 614-21, 2014
6) 浜田知久馬ほか：医薬研究におけるメタアナリシスと公表バイアス．計量生物学 27：139-57，2006
7) Mitchell P, et al: Could late rebleeding overturn the superiority of cranial aneurysm coil embolization over clip ligation seen in the International Subarachnoid Aneurysm Trial? J Neurosurg 108: 437-42, 2008
8) Ikawa F, et al: In-hospital mortality and poor outcome after surgical clipping and endovascular coiling for aneurysmal subarachnoid hemorrhage using nationwide databases: a systematic review and meta-analysis. Neurosurg Rev 43: 655-67, 2020

1 章

脳動脈瘤の
包括的治療選択

1 動眼神経麻痺で発症した内頚動脈—後交通動脈分岐部動脈瘤

クリップ・コイルの柔軟な使い分け

疾患の区分　動脈瘤　虚血性疾患　シャント疾患　その他
症例の区分　再発　合併症　難症例

症例

68歳，右利き男性．

生活歴：財団法人の理事の仕事を現役で行っている．

現病歴：3カ月前から軽度の複視を自覚していたが様子を見ていた．2週間前から複視が増悪したため近医を受診し，左動眼神経麻痺と左内頚動脈—後交通動脈分岐部（internal carotid artery - posterior communicating artery：IC-PC）動脈瘤を指摘され紹介となった．

入院時神経学的所見：左眼瞼下垂，左眼球内転障害，瞳孔同大両側3.0 mm，対光反射両側迅速．

神経放射線学的所見：MRI FLAIRでくも膜下出血を認めなかった（図1A）．CT angiographyでは左IC-PCに6.5 mm × 4.5 mmの嚢状動脈瘤を認めた（図1B）．動脈瘤ネックが前床突起先端から近く，また内頚動脈と動脈瘤が後床突起に近接していた（図1C，D）．

Q IC-PC動脈瘤により同側の動眼神経麻痺を来した場合は，切迫破裂と称され緊急治療の対象となります．本症例の動脈瘤は破裂前と考えてよいでしょうか？

A 動眼神経麻痺を来したIC-PC動脈瘤は，画像診断がくも膜下出血でなくても開頭してみると動脈瘤自身やくも膜下腔に破裂の痕跡を認めることが稀ではありません．本症例はMRI FLAIRでくも膜下出血を認めていないとはいえ，経過中に頭痛もあり，慢性期の破裂動脈瘤やminor leakだった可能性は考えておくべきでしょう．

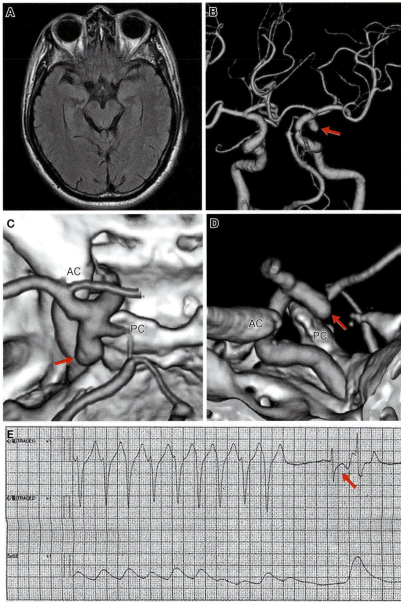

図1 68歳男性．左動眼神経麻痺で発症した左IC-PC動脈瘤（その1）

A：MRI FLAIR画像でくも膜下出血を認めない．
B：3D-CT angiographyで左IC-PCに最大径6.5 mmの動脈瘤を認める（矢印）．
C，D：3D-CT angiography前後像（C），側面像（D）．内頚動脈は短く，前床突起（AC）に巻きついて走行している．動脈瘤ネックが後床突起（PC）に近接している（矢印）．
E：開頭術中の心電図．心室性期外収縮連発の後にST低下を伴う心房由来波が出現している（矢印）．

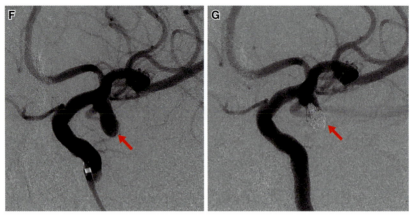

図1 （その2）
F：ハイブリッド手術室におけるコイル塞栓のための working angle 上の動脈瘤描出（矢印）.
G：コイル塞栓終了後の血管撮影画像．ネック残存を認めるもドームは良好に塞栓されている（矢印）.

豆知識

動脈瘤性動眼神経麻痺と糖尿病性動眼神経麻痺の鑑別

外来をしていて頭蓋内動脈瘤による動眼神経麻痺との鑑別を要するものに，糖尿病性モノニューロパチーとしての動眼神経麻痺があります．頻度としては糖尿病性のものが数倍多いのですが，動脈瘤や腫瘍の見逃しは予後不良となるため画像検索は必須です[1]．症状の鑑別としては，副交感神経が動眼神経の辺縁を走行することから，動脈瘤性のものは散瞳が前面に出やすく，糖尿病性のものは瞳孔障害を伴いにくいことが言われています[2]．しかしながら例外も多く，本症例でも直接圧迫のメカニズムよりも動眼神経周囲のくも膜下血腫による血流障害で糖尿病性に類似した神経所見を呈した可能性はあります．

Q IC-PC 動脈瘤切迫破裂の治療選択には開頭クリッピング術とコイル塞栓術がありますが，どんなことを考慮して選択すればよいですか？

動眼神経麻痺の改善率は開頭クリッピング術がやや優勢で，これはクリッピング術が動脈瘤の mass effect を著減させることから妥当と考えられます．しかしながら麻痺の改善率は部分的改善も含めればコイル塞栓術でも 70〜80% と比較的良好であること[3]，また他にも症状出現から治療までの期間，動脈瘤サイズ，麻痺の程度などにも影響されるため，治療選択はこれらの因子に加えて全身状態や治療の難易度を個々の症例に合わせて総合的に判断されるべきと考えます[4]．

本症例では症状発現から3カ月が経過していましたが，動眼神経麻痺が部分的であったこと，また本人から職務復帰のため麻痺の改善率が高い治療を選択したい希望があったため，入院翌日に開頭クリッピング術を行うこととしました．

> **point**
> **治療方法による動眼神経麻痺の術後改善率の違い**
>
> Güresirらのシステマティックレビューによると，開頭クリッピング術とコイル塞栓術では完全回復率が55％対32％，部分回復も含めると93％対75％でいずれも開頭クリッピング術が優勢です[3]．しかしながらフローダイバーターの使用が増えてくれば，血管内治療の成績はクリッピング術に肉薄してくるかもしれません．

Q 開頭クリッピング術の経過を教えてください．

破裂動脈瘤の可能性があること，頭蓋内内頸動脈が短くて動脈瘤が低位にあることから，proximal control のために頸部に皮膚切開を置き，頸部内頸動脈を確保しました．通常の左前頭側頭開頭を行い硬膜を露出すると硬膜は緊満しており，髄液吸収障害の存在が示唆されました．硬膜切開の数分後に12連発の心室性期外収縮が出現しました．これは自然に消失しましたが心電図上ST低下も伴っており，循環器内科医師により異型狭心症による心室頻拍と診断されました（図1E）．循環器内科からは，循環動態は安定しており手術の継続は可能だが，心室細動や心停止に移行し術中に除細動や蘇生処置が必要になる可能性がある，継続するにしても低侵襲な手技で短時間で終了させたほうがよいというアドバイスを受けました．

Q 手術を中止して，循環器的精査や処置を優先させるべきとも考えられる難しい状況だと思います．手術は継続されたのでしょうか？

手術の中止も考えましたが未治療で経過するとその間に破裂する可能性が高く，なんとか当日中に治療を完遂させようと考えました．クリッピング術の継続は時間もかかる上に，頸部内頸動脈の操作や場合によっては海綿静脈洞付近の操作など，循環動態に影響を与えかねない侵襲を含みます．コイル塞栓術であれば低侵襲，短時間で終了できる見込みが大きいため，コイル塞栓術に切り替えて治療を継続することにしました．

Q すでに開頭が終了してしまった状況からコイル塞栓術に切り替えるにあたり，留意した点を教えてください．

A 特殊な状況のため，治療に伴う虚血性合併症，出血性合併症の防止策を入念に検討しました．虚血性合併症予防としてヘパリンで activated clotting time を 300 秒以上とやや強めに効かせ，動脈瘤ネックのタイトパッキングにはこだわらない方針としました．出血性合併症予防としてはハイブリッド手術室で手技を行うことで，コイル塞栓術後に再び開創して入念に止血を行い，かつ抜管前に Cone beam CT を撮影して硬膜内外の血腫をチェックすることにしました．

 Q 実際の血管内治療と，術後の経過について教えてください．

A 創部を一時的に閉鎖し，ハイブリッド手術室に患者を移送しました．右大腿動脈アプローチで 7Fr FUBUKI（朝日インテック）と同軸に 4.2Fr FUBUKI を distal access catheter として左 ICA C5 portion に留置し，Excelsior XT-17（日本ストライカー）先端を 6 mm ずつの double angle で 90°超に形成して Transend EX soft tip（日本ストライカー）を用いて動脈瘤内に留置しました．Target 360（日本ストライカー）計 4 本のコイルで塞栓しました．

　最終の血管撮影では，distal neck にやや remnant を認めるものの塞栓効果は十分でした **(図 1F，G)**．ヘパリンはリバースせず自然消退させ，一時閉鎖していた頭部，頸部の創を再開創して今一度止血処置を行った後に閉創しました．

　ハイブリッド手術室の Cone beam CT で頭蓋内出血がないことを確認しました．術後経過は良好で，高度冠動脈攣縮に対する薬物治療を開始．術後 4 年を経過して心血管イベントや動脈瘤再発を認めません．動眼神経麻痺はわずかに改善しましたが，完全治癒には至りませんでした．

 Q 動眼神経麻痺を伴う IC-PC 動脈瘤の，麻痺を伴わない動脈瘤と比較しての解剖学的特徴を教えてください．

A 動眼神経に物理的な影響が強く出ることから，サイズが大きいものが多いとされています．その場合，直達手術では穿通枝障害などの合併症リスクが，血管内治療では再発リスクが高くなります **(図 2A，B)**．

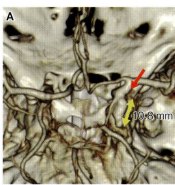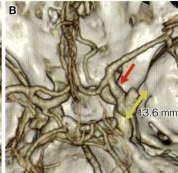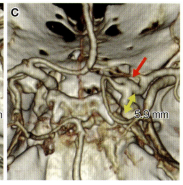

図2 動眼神経麻痺を伴うIC-PC動脈瘤における動脈瘤サイズと内頚動脈走行の関係性を3D-CT angiographyで示す．動脈瘤はいずれも右側

A：44歳女性の切迫破裂症例．動脈瘤サイズは10.8mmと大型である．右内頚動脈は左側に比べて高位を走行している（矢印）．
B：53歳女性の動眼神経麻痺を伴う破裂急性期例．動脈瘤サイズは13.6mmと大型である．右内頚動脈は左側に比べて長く，高位を走行している（矢印）．
C：72歳男性の切迫破裂症例．動脈瘤サイズは5.9mmと小型である．右内頚動脈は左側に比べて短く，低位を走行している（矢印）．

　しかしながら10mm以下の動脈瘤が動眼神経麻痺を起こすことも多く報告されています．サイズが小さい動脈瘤が動眼神経麻痺を来すときは母血管である内頚動脈が低位を走行して動眼神経に近接しているため，手術治療をする際にはretrocarotid spaceが狭く動脈瘤操作が困難となります（図1C，D，図2C）．近位内頚動脈やネック確保のために前床突起の削除や側頭葉側からの術野展開を必要とすることも多く，同じサイズの動眼神経麻痺を来していない動脈瘤と比較すると開頭手術の難度はやや高くなっています[5]．内頚動脈の低位走行は血管内治療の難易度にはあまり影響しないため，サイズが小さい動脈瘤が動眼神経麻痺を来した際には他の条件も考慮しながら血管内治療の適応を広げてもよいかもしれません．

Ⓟitfall

動眼神経麻痺を伴うIC-PC動脈瘤ではretrocarotid spaceに動脈瘤か親動脈が深く入っているため，開頭クリッピング術の難度が上がります．完全麻痺の期間が長く外眼筋機能の改善が期待しにくい症例では，破裂予防と割り切ってコイル塞栓術を選択することもあります．

 動眼神経麻痺を伴うIC-PC動脈瘤に対する開頭クリッピング術，コイル塞栓術の参考になる症例を提示していただけますか？

 1例ずつ提示します．

1. 開頭クリッピング術の症例

　51歳女性．3週間前から非突発性の頭痛あり，3日前から増強し左目のかすみも自覚したため他院を受診しMRIで少量のくも膜下出血を認め，当院に紹介になりました **(図3A)**．

　当院初診時，軽度の左眼瞼下垂を認めました．脳血管撮影で左IC-PCに径4.2mmのブレブを伴う動脈瘤を認め，破裂動脈瘤慢性期と診断しました **(図3B，C)**．入院3日後に開頭クリッピング術を行いました（**WEB▶**）．左頚部内頚動脈を確保し，左transsylvian approach，頭蓋内内頚動脈が低位走行でretrocarotid spaceが小さかったため側頭葉側も十分展開しました．ブレブが左動眼神経に食い込んでいるのが観察されました．ストレートのクリップではブレード先端が後床突起と干渉するため横曲がりのクリップを使用しましたが，アプライ時に海綿静脈洞上壁を損傷し出血を認めました **(図3D)**．

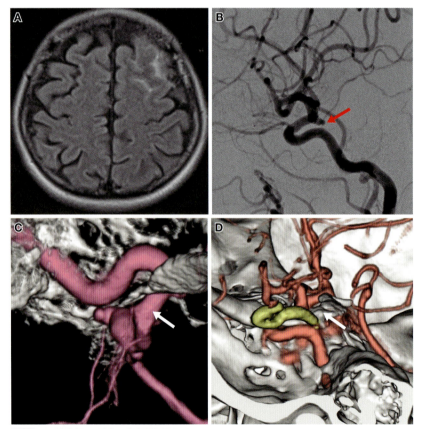

図3　51歳女性．軽度の左動眼神経麻痺を伴う破裂慢性期の左IC-PC動脈瘤症例
A：MRI FLAIR画像で左前頭葉脳溝内にくも膜下出血を認める．
B：左総頚動脈造影側面像．左IC-PCに小型の動脈瘤を認める（矢印）．
C：左総頚動脈3D回転血管造影を左前頭側頭開頭の術野ビューに再構成したもの．左内頚動脈は動脈瘤ネックに至るまで頭蓋底に沿って低位を走行している（矢印）．
D：術後3D-CT angiography側面像をやや後方から見る．動脈瘤クリップ先端は後床突起（矢印）を前方に避けて海綿静脈洞上面に向かう．

術後経過は順調で，左眼瞼下垂は2週間で消失しました．

2. コイル塞栓術の症例

74歳女性．2週間前から右眼痛，複視を自覚し当院を受診しました．初診時，右眼瞼下垂，瞳孔不同，右眼球内転障害を認めました．CT angiographyで右IC-PCに雪だるま状の6.7mmの動脈瘤を認めました（図4A）．

コイル塞栓術は手前の成分をタイトパッキングし，奥の成分へのコイル挿入を3ループ程度に抑えることで破裂予防とmass effect低減を両立するようにしました（図4B-D）．術後1カ月で眼症状は全て改善し，以後3年間再発を認めず経過しています．

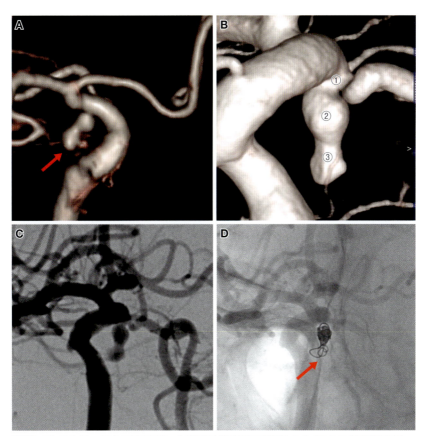

図4 74歳女性．完全麻痺に近い右動眼神経麻痺で発症した右IC-PC動脈瘤症例
A：3D-CT angiographyで右IC-PCに6.7mmの雪だるま状の動脈瘤を認める．
B：回転DSA working angle拡大図での塞栓術シミュレーション．①の後交通動脈起始部を温存し，②の動脈瘤基部をタイトパッキングし，③の先端ブレブにはなるべくコイルを入れない方針とした．
C：塞栓前のDSA working angle．
D：塞栓終了後のdigital non-subtracted angiography．動脈瘤基部はタイトパッキングされ，先端ブレブにはコイルが3ループ疎に入っている（矢印）．

> ## まとめ

- ● 動眼神経麻痺で発症した IC-PC 動脈瘤における動眼神経麻痺の改善率，程度は開頭クリッピング術がやや優る．

- ● 動眼神経麻痺で発症した IC-PC 動脈瘤に対する開頭クリッピング術は，動脈瘤サイズが大きい例もしくは内頸動脈が低位を走行する例が多いため，やや難易度が高い．

- ● 血管内治療の成績も決して悪くないため，解剖学的条件や全身状態，動眼神経麻痺の程度や持続期間も総合的に考慮して治療モダリティを決定する．

参考文献

1) Fang C, et al: Incidence and etiologies of acquired third nerve palsy using a population-based method. JAMA Ophthalmol 135: 23-8, 2017
2) 向野和雄ほか：糖尿病の神経眼科：眼球運動障害. 日本眼科紀要 46: 132-7, 1995
3) Güresir E, et al: Posterior communicating artery aneurysm-related oculomotor nerve palsy: Influence of surgical and endovascular treatment on recovery: single-center series and systematic review. Neurosurgery 68: 1527-34, 2011
4) 高正圭ほか：脳神経症状を呈した未破裂脳動脈瘤に対するコイル塞栓術の治療成績. No Shinkei Geka 43: 893-900, 2015
5) Kim M, et al: Surgical management of posterior communicating artery aneurysms in the presence of a low-coursing internal carotid artery and narrowed retrocarotid window. World Neurosurg 139: 558-66, 2020

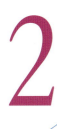

高齢者の破裂前交通動脈瘤
急性期の非侵襲性を追求する

疾患の区分　**動脈瘤**　虚血性疾患　シャント疾患　その他
症例の区分　再発　**合併症**　**難症例**

症例

82歳女性.

生活歴：老舗餅屋の女将を現役で行っている.

現病歴：トイレに行った際に，後頭部痛，めまい，数回嘔吐があり，翌日になっても改善しないため救急要請した．

入院時神経学的所見：意識清明，強い頭痛あり，他に神経脱落所見なし．

神経放射線学的所見：頭部CTでびまん性のくも膜下出血を認め，一部血腫はwash outされていた（図1A）．CT angiographyでは前交通動脈（anterior communicating artery：Acom）の左A1-A2 junctionに動脈瘤を認めた（図1B-D）．

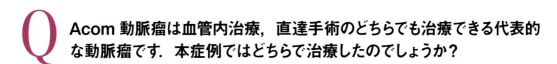

Q Acom動脈瘤は血管内治療，直達手術のどちらでも治療できる代表的な動脈瘤です．本症例ではどちらで治療したのでしょうか？

A Acom動脈瘤はどちらでも治療できますが，血管内治療でのマイクロカテーテル到達の点から考えると遠位に存在し，直達手術でも比較的深部にあるため，どちらの治療でもやや困難な動脈瘤と言えるでしょう．本症例は動脈瘤周囲の血管解剖にやや不安はありましたが（図1D），高齢患者のくも膜下出血急性期だったため，低侵襲性を重視して血管内治療を選択しました．

Q 実際の血管内治療と，術後の経過について教えてください．

フラットパネルの角度や頭位を工夫しても左A1-A2と動脈瘤を完全に分離する角度がとれなかったため，working angleは正面管球をブレブが見えてネックと左A2がなるべく分離できる角度，側面管球を前交通動脈がbarrel viewで両側A2が重なる

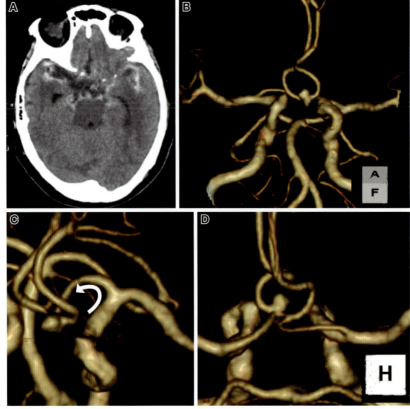

図1 82歳女性．頭痛，嘔吐，めまいで搬送された急性期くも膜下出血
A：頭部 CT 画像で脳底部くも膜下腔に出血を認め，一部は wash out されている．
B：3D-CT angiography で前交通動脈に動脈瘤を認める．
C，D：3D-CT angiography 前後像（C），上下方向像（D）．左内頸動脈から A1 への角度は大きく，カテーテル導入は容易で安定性も高いことが推察される（C，白矢印曲線）．左A1，動脈瘤ネック，両側 A2 がよく分離される角度は上下体軸方向であり（姿勢インジケーターが Head を示す），血管内治療時に理想的な working angle が取りにくいことが予想された（D）．

角度に設定しました（図2A-D）．6Fr FUBUKI（朝日インテック）を内頸動脈に留置し，Excelsior SL-10（日本ストライカー）先端を45°に形成して動脈瘤内に留置しました．1st coil は Target 360 ULTRA 3.5mm × 8cm（日本ストライカー）で破裂点を有する前上方の大きなドームを塞栓しました．次に Target 360 Nano 2mm × 4cm を下方の小さなドームに挿入を試みましたが，ネックが上下方向に広くドームが浅いためにコイルがネックから何度も逸脱しました．そこで，もう1本のマイクロカテーテルを左 A2 に留置してカテーテルアシストとし，瘤内のマイクロカテーテル先端形状を変えて再挿入を試みましたが，それでもコイルは瘤内に収まりきらず，2本目のコイル挿入は断念しました（図2E, F）．確認造影では上方のドームは塞栓されブレブの造影が消失していたため，急性期の再破裂予防としては十分と考え手技を終了しました（図2G, H）．

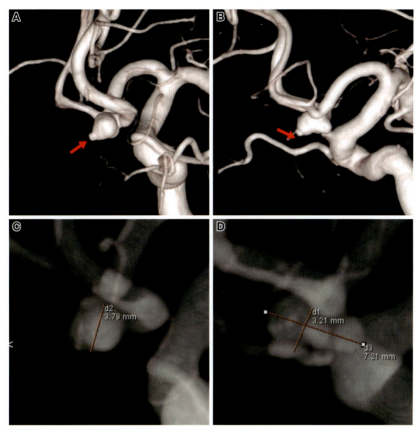

図2 図1の症例の血管内治療の実際(その1)

A, B：コイル塞栓術における working angle を 3D-DSA で示す．動脈瘤の前上方にブレブを認める(矢印)．正面像(A)は動脈瘤と左 A2 の分離は良好だが，右 A2 との分離は甘く，またネックの曲面構造が捉えられていない．側面像(B)は前交通動脈を barrel view とし，両側 A2 が重なる．ネックが前後に広く，ドームも前後に 2 コブになっていることがわかる．

C, D：動脈瘤は奥行きが浅く(3mm 強)，幅が広い(7mm 強)形状．

　術後，神経学的合併症は来さず経過しました．尿路感染症と偽膜性腸炎を併発し ADL が低下したためリハビリテーションを行い，1 カ月半ほどで ADL は自立まで改善しました．1 カ月後の血管撮影では，上方の大きなドームは造影されず，下方の小さなドームは残存していました．

Q 残存ネックにはどのような治療をされましたか？

　破裂動脈瘤であり，元々小さな動脈瘤なので残存部が占める割合も大きく，今後残存ネックの再破裂もしくは再発のリスクが高いと判断しました．根治のために一度目の手術の 2 カ月後に anterior interhemispheric approach で開頭クリッピング術を行いました(WEB▶)．両側前頭開頭を行い，interhemispheric fissure を脳梁膝部から視交叉まで

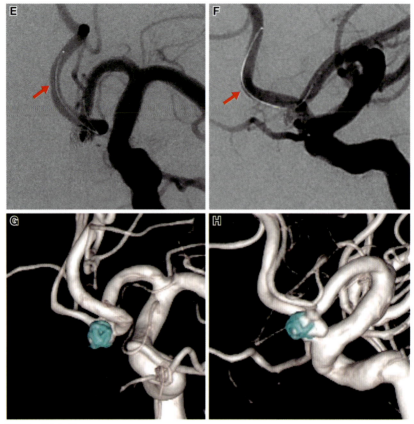

図2 （その2）
E, F：術中のDSA画像．左A2にもう1本のマイクロカテーテルを入れてカテーテルアシストとしたが（矢印），2本目のコイルが瘤内に収まらない．
G, H：塞栓術後の3D-DSA．動脈瘤前方のドームは塞栓されてブレブの描出も消失しているが，動脈瘤後方のドームが残存している．

開放しました．動脈瘤を観察すると，ネック前方はコイルが充填されており，このコイルをまたいで有窓クリップでネック後方を遮断し動脈瘤を閉塞させました（図3A, B）．術後の脳血管撮影で動脈瘤造影の消失を確認しました（図3C, D）．

術後経過は順調で新たな神経脱落症状を来さずmodified Rankin Scale（mRS）1で自宅退院，退院後3カ月で餅屋の女将に復職しました．術後3年間，くも膜下出血再発を来さず経過しています．

Q Acom動脈瘤に血管内治療を行う際に注意することを教えてください．

他の部位と同様に，くも膜下出血例（特に重症），高齢者，動脈瘤ネックが狭い，カテーテルアクセスが良好，といった例に血管内治療が適しています．カテーテルアクセスについては，特に①内頸動脈と前交通動脈A1の角度，②アクセス側のA1走行と

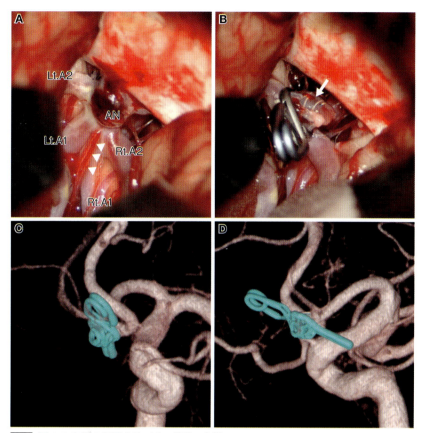

図3 図1の症例の開頭クリッピング術の実際

A, B：術中写真を示す．Interhemispheric fissure を広く剥離すると，subcallosal artery（矢頭）を含む全体の血管構造と動脈瘤が良好に視認できる（A）．有窓クリップで，コイルの入っていない奥のネックを閉鎖したところ．瘤内のコイルが透見できる（矢印）（B）．
C, D：術後の 3D-DSA を示す．残存ネックはクリップで閉鎖され，ドームの描出が消失している．

動脈瘤突出方向の角度，の2点に注意する必要があります．内頚動脈とA1の角度は大きいほうがマイクロカテーテルの手元での押し引きが先端に1対1で伝わりやすく治療は安全です（図1C）．また，アクセス側のA1走行と動脈瘤突出方向が著しくずれている場合は，マイクロカテーテル先端のシェイピングを精緻に行わないと，カテーテルやコイルの親血管への逸脱や術中破裂のリスクが高まります（図4）[1]．さらにAcom動脈瘤に特徴的な問題としてworking angle の問題があります．Acom動脈瘤コイル塞栓術においては流入血管，動脈瘤ネック，流出血管が明確に分離できる working angle が理想的ですが，特に瘤が前方や後方に突出する例ではフラットパネルが体軸の上下方向と重なってしまい，そのような working angle が取れない場合があります（図5）．不適切な working angle での塞栓術は合併症リスクが高まりますので，その場合は本例のようにネックをあまり攻めない塞栓に留めるか，開頭クリッピング術に変更するか，など難しい判断を迫られます．

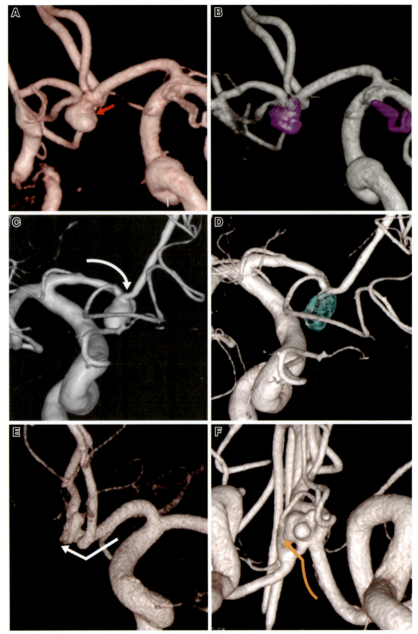

図4 前大脳動脈A1部とAcom動脈瘤の角度とマイクロカテーテル誘導性の関係

A, B：A1と動脈瘤突出がほぼ直線的な症例（矢印）．マイクロカテーテル挿入は容易で，コイルの挙動も安定していた（B）．
C, D：A1末梢カーブがそのまま動脈瘤突出方向に一致している（矢印）．本症例もカテーテル誘導，コイル塞栓とも容易だった．
E：下方に向かうA1と上方に向かう動脈瘤の突出がずれている（矢印）．
F：前方に向かうA1と側方に向かう動脈瘤突出がずれている（矢印）．

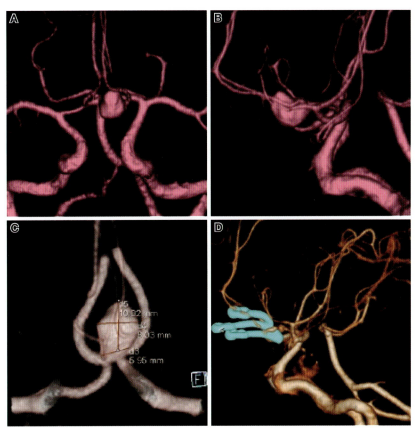

図5 血管内治療のための working angle が取れなかった症例

60歳男性．経過観察中に5mmから10mmまで増大した未破裂Acom動脈瘤．血管内治療を強く希望し，複数の施設にセカンドオピニオン受診したが，いずれの施設でも血管内治療に不適と判断された．

A，B：3D-CT angiography 正面像（A），側面像（B）．動脈瘤が真っ直ぐに前方に突出している．

C：3D-DSA をワークステーションで回転させて理想的な working angle を作成した．体軸方向で下から見上げたアングルになっており（姿勢インジケーターが Foot を示す），実際にはこのアングルは取れない．ネックも広く左 A2 に騎乗している．

D：Interhemispheric approach でのクリッピング後 CT angiography．3本のクリップを組み合わせて動脈瘤を閉塞した．

　Acom動脈瘤はアクセスが悪いこと，親動脈が細いこと，広頚であること，動脈瘤が小さい傾向があることから，他の部位に比べて術中破裂や虚血性合併症が多くみられます[1]．くも膜下出血急性期では凝固能が亢進しており，合併症回避のためにはなるべくシンプルなテクニックで再破裂防止に十分な塞栓を行うことが求められます．

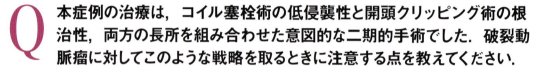

Acom動脈瘤コイル塞栓術の合併症率

システマティックレビューではAcom動脈瘤に対するコイル塞栓術の4.1%に術中破裂を認めたと報告されています[2]．破裂瘤，未破裂瘤ともAcom動脈瘤は術中破裂の有意なリスクファクターであり，オッズ比は4-7.5でした[3,4]．虚血性合併症は7%程度の報告が多いです[5]．Acom動脈瘤はコイル塞栓後の再開通が多いことも知られており，破裂，未破裂とも20%前後の再開通率と10%程度の再治療の報告があります[5]．

Q 本症例の治療は，コイル塞栓術の低侵襲性と開頭クリッピング術の根治性，両方の長所を組み合わせた意図的な二期的手術でした．破裂動脈瘤に対してこのような戦略を取るときに注意する点を教えてください．

A くも膜下出血急性期に partial coiling を行って当座の止血を得られた場合，慢性期に行う治療としては開頭クリッピング術や，ステントやフローダイバーターを用いた血管内治療が挙げられます[6]．Acom動脈瘤は親血管が細いため，根治術として開頭クリッピング術が行われることが多いと思われます[7]．

この戦略の注意点としては，第一に partial coiling で少なくとも破裂点を十分に塞栓しておくことですが，破裂点の見極めは思いのほか困難で，現実的にはシンプルなテクニックで無理をしない範囲で詰められるだけ詰めるという選択肢にならざるを得ないでしょう．Partial coiling でも根治的治療までの待機中に再破裂するケースは少なく，ほとんどの症例では急性期の止血は得られています[8]．第二に partial coiling のコイルと残存ネックの形状に合わせて開頭クリッピング術の戦略を立てることです．入ったコイルのボリュームと残存ネックの高さから clippability を評価する方法はありますがあくまでも目安となります[9]．ネックにクリップが入る隙間がなければ，綿密なフォローアップを行いネックが開いてきたときを逃さずクリッピング術を行うか，手術の際にコイルを部分的にでも取り出してクリッピングを行う必要があります．コイルが入った動脈瘤のクリッピング術は，コイルを取り出す際には一時遮断が長くなりがちなことや，コイル充填部とネック部の弾性の差からネック断裂が起こりやすいことから難度が高いです．このため，Acom動脈瘤の治療においては pterional approach よりも広く左右対称の術野で，万一のときの血行再建も可能な interhemispheric approach が勧められます．

Q 破裂 Acom 動脈瘤に対するコイル塞栓術，pterional approach, interhemispheric approach の使い分けについて教えてください．

 これらの使い分けを表にまとめます．コイル塞栓術は前述のように解剖学的条件がよければ，低侵襲性という利点もあり急性期治療として第一選択になり得ます．また，多発動脈瘤で破裂した動脈瘤が判定困難な場合にも有用です．ただし再開通が多いので，フォローアップは綿密に行う必要があります．

　Pterional approach は動脈瘤露出までの手技が比較的単純なことは利点ですが，術野が狭いことと，Acom 動脈瘤クリッピング術の最頻の合併症である記憶障害の原因となる後方正中穿通枝（subcallosal artery）の視認が困難なことが難点です．前下方に突出する動脈瘤に対しては合併症のリスクが少なく治療可能ですが，前下方突出タイプの動脈瘤は一般に前大脳動脈 A1 との角度のずれが少ないためコイル塞栓術でも安全に治療できることが多く，開頭術特有のメリットがやや見出しにくいです．

　Interhemispheric approach は術野が広く多方向からのクリップ操作が可能で，万一のときの血行再建にも対応でき，Acom 動脈瘤の根治や血管内治療のリスクが高い動脈瘤の治療目的に最も向いています．しかしながらタイトな大脳半球間裂の剥離が煩雑であり，くも膜下出血急性期には軟膜が脆弱になっているケースもあるため，特に高齢者には術後の神経心理学的影響が出やすいアプローチと言えるでしょう．

表　破裂 Acom 動脈瘤に対するコイル塞栓術，pterional approach, interhemispheric approach の使い分けに関するそれぞれの特徴

	コイル塞栓術	pterional approach	interhemispheric approach
侵襲性	低い	やや高い	高い
病変へのアクセス	通常容易	やや煩雑だが容易	煩雑かつ困難
多発病変	広く対応可	前方循環で強み	苦手
術中破裂への対応	困難	やや困難	対応しやすい
穿通枝障害	少ない	視認が困難	視認が容易
皮質枝の虚血	やや多い	少ない	少ない
瘤突出方向への汎用性	上向き，前後向きで困難例あり	前下方向きにはよく対応	ほぼすべての向きに対応
根治性	低い	やや高い	高い

Q 高齢者の破裂 Acom 動脈瘤の治療において，開頭術の侵襲性が不利に働いた症例を教えてもらえますか？

症例は 76 歳女性で，農作業中にうずくまっているところを発見され救急搬送されました．Glasgow Coma Scale（GCS）E3V5M6，頭部 CT では大脳半球間裂を中心にびまん性のくも膜下出血を認め (図6A，B)，WFNS grade 2 と診断しました．くも膜下出血が厚い部分の軟膜に低吸収域を認めたり (図6A)，血腫の形が脳槽のそれと一致していなかったり (図6B) という血腫の軟膜下進展を示唆する所見がありました．脳血管撮影を行うと径 3mm の破裂 Acom 動脈瘤を認めました (図6C)．A1 と動脈瘤の軸が合わない，サイズが小さいといった血管内治療に不利な条件があったため，interhemispheric approach でクリッピング術を行いました．大脳半球間裂内の血腫は硬く，一部軟膜下に進展し軟膜の剥離を来していました (図6D)．発症時に遠方におり電話連絡のみ行った家人から術翌日に聴取した情報では，発症 3 日前に一度嘔吐していたとのことでした．

　術翌日には抜管し，やや傾眠ながらも従命反応は良好，他に神経学的異常を認めず経過しましたが，術 3 日後に突然意識レベルが低下し Glasgow Coma Scale（GCS）E1V2M4 となりました．当初は画像検査での異常を認めず脳波所見から非痙攣性てんかん重積と診断し抗てんかん薬を開始しましたが，術 8 日後の頭部 MRI では全脳に多発性の虚血病変を認め，遅発性脳虚血による脳梗塞と診断しました (図6E-G)．塩酸ファスジル，エダラボンで保存的治療を行いましたが症状の改善は思わしくなく，最終的には mRS 5 で療養型病院へ転院となりました．

　くも膜下出血後の遅発性脳虚血の原因は脳血管攣縮を含め多岐にわたりますが，脳血管攣縮，遅発性脳虚血のリスク因子として重要なものに早期脳損傷（Early Brain Injury：EBI）があります[10]．EBI に分類される発症早期のイベントとしては，発症時の意識障害，血腫量が多いことによる軟膜の循環障害，発症直後の脳梗塞，くも膜下出血前の警告出血が報告されています[11-13]．本症例では，後に家人から聴取した情報から発症 3 日前にも動脈瘤から出血していた可能性が高く，軟膜下血腫と併せて遅発性脳虚血のハイリスク群と考えられました．そのため，これ以上の EBI 負荷を避けるべく技術的にやや困難ながらもコイル塞栓術を選択すべきだったのかもしれません．

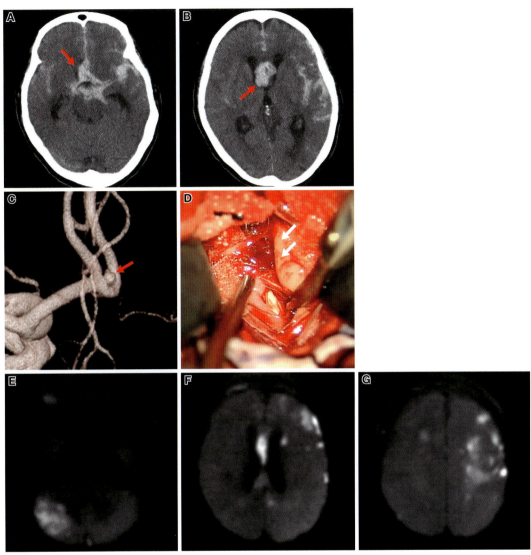

図6 76歳女性．頭痛，全身脱力で搬送された急性期くも膜下出血

搬送3日前にも嘔吐を認めていた．
A：頭部CT画像で脳底部くも膜下腔に出血を認め，大脳半球間裂の近位部では一部軟膜に低吸収域を認める（矢印）．
B：遠位部大脳半球間裂ではくも膜下の血腫と脳槽の形状が一致しておらず，血腫の軟膜下進展を示唆する（矢印）．
C：3D-DSAで前交通動脈に径3mmの動脈瘤を認める（矢印）．
D：Interhemispheric approachの術中写真．脳梁付近で血腫が軟膜下に進展しており，血腫を吸引すると軟膜が剥離した脳実質が確認される（矢印）．
E-G：術8日後の頭部MRI拡散強調画像．右小脳半球（E），脳梁や左大脳半球（F，G）に広範に虚血巣を認める．

まとめ

● 破裂 Acom 動脈瘤に対しては，コイル塞栓術と開頭クリッピング術それぞれの長所を生かした二期的手術が奏功する症例が存在する．

● 破裂動脈瘤のコイル塞栓後に開頭クリッピング術を行う場合はコイルの存在により難度が上がるため，術中不測の事態に備えた入念な準備が必要である．

● Interhemispheric approach による開頭クリッピング術はコイル塞栓術の不利な点を補完する要素を多く有すため，Acom 動脈瘤に対する血管内治療全盛の現状においてむしろ重要性が増している．

参考文献

1) 藤中俊之：前交通動脈瘤，192-203.（大石英則：脳動脈瘤に対する血管内治療 知行合一．メジカルビュー社，東京，2017）
2) Fang S, et al: Endovascular treatment of anterior communicating artery aneurysms：a systematic review and meta-analysis. AJNR Am J Neuroradiol 35：943-47, 2014
3) Kawabata S, et al: Risk factors for and outcomes of intraprocedural rupture during endovascular treatment of unruptured intracranial aneurysms. J Neurointerv Surg 10：362-6, 2018
4) Oishi H, et al: Endovascular therapy of 500 small asymptomatic unruptured intracranial aneurysms. AJNR Am J Neuroradiol 33：958-64, 2012
5) Finitsis S, et al: Endovascular treatment of ACom intracranial aneurysms. Report on series of 280 patients. Interv Neuroradiol 16：7-16, 2010
6) Brinjikji W, et al: Treatment of ruptured complex and large/giant ruptured cerebral aneurysms by acute coiling followed by staged flow diversion. J Neurosurg 125：120-7, 2016
7) Sweid A, et al: Clipping could be the best treatment modality for recurring anterior communicating artery aneurysms treated endovascularly. Neurosurgery 90：627-35, 2022
8) Onay M, et al: Targeted and staged treatment for ruptured wide-neck intracranial aneurysms：Bleb coiling strategy as a new approach. Acad Radiol Mar 29 Suppl 3：S132-S140, 2022
9) 豊田真吾ほか：コイル塞栓術後再発瘤に対するクリッピング術．脳卒中の外科 44：431-8, 2016
10) 鈴木秀謙：くも膜下出血の病態はどこまで分かったのか．脳外速報 33：190-4, 2023
11) Shimoda M, et al: Early infarction detected by diffusion-weighted imaging in patients with subarachnoid hemorrhage. Acta Neurochir 152：1197-205, 2010
12) Oda S, et al: Retrospective review of previous minor leak before major subarachnoid hemorrhage diagnosed by MRI as a predictor of occurrence of symptomatic delayed cerebral ischemia. J Neurosurg 128：490-505, 2019
13) Martini ML, et al: Rescue therapy for vasospasm following aneurysmal subarachnoid hemorrhage：a propensity score-matched analysis with machine learning. J Neurosurg 136：134-47, 2021

3 極小破裂脳動脈瘤
その特徴と診断，治療のピットフォール

疾患の区分　動脈瘤　虚血性疾患　シャント疾患　その他
症例の区分　再発　合併症　難症例

症例

85歳，右利き男性．

生活歴：現役の住職であり，ADLは自立している．

現病歴：排便時に突然の後頭部痛と嘔吐を来し，近医を受診．頭部CTでくも膜下出血を指摘され，当院に紹介搬送となった．

入院時神経学的所見：意識清明，頭痛，嘔気あり．神経学的脱落所見なし．

神経放射線学的所見：頭部CTで左優位のびまん性くも膜下出血を認めた（図1A）．CT angiographyでは左遠位部中大脳動脈M2-M3移行部に2mm大の囊状動脈瘤を認めた（図1B, C）．6時間後の脳血管撮影では上記の囊状変化は認めず，同部位はわずかに膨隆しているのみであった（図1D, E）．

Q 本症例の診断過程と治療方針を教えてください．

A CT angiographyでは左遠位部中大脳動脈瘤の破裂が最も疑わしいですが微小であり，動脈瘤の好発部位でもないため，より精度の高い脳血管撮影の精査を追加したのは妥当な判断と言えるでしょう[1]．本症例はCT angiographyと脳血管撮影所見の比較から，最終的に左遠位部中大脳動脈瘤の破裂と診断しました．再破裂予防のための介入としては，動脈瘤が遠位に存在しサイズが極めて小さいことから血管内治療のリスクが高いと判断し，開頭術を行うことにしました．

 知識

出血源不明のくも膜下出血

近年の画像診断の進歩にもかかわらず，非外傷性くも膜下出血の4〜22％では初回の画像検査で出血源が特定されません[2]．その中で再出血リスクが低く予後良好な中脳周囲血腫型（perimesencephalic SAH）[2]というサブタイプもありますが，類似した血腫分布を呈しやすい微小脳底動脈先端部動脈瘤や椎骨動脈解離，母血管径が小さい上に関与する血管構造が複雑で異常と正常の区別がしにくい前交通動脈瘤には特に注意を払って観察する必要があります[3]．

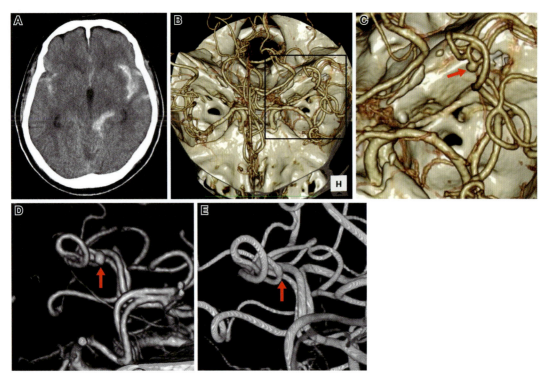

図1 85歳男性．頭痛，嘔吐で発症したくも膜下出血，WFNS grade I

A：頭部単純CTで左側優位のびまん性くも膜下出血を認める．
B, C：3D-CT angiography上方からの全体像（B）と枠線範囲の拡大図（C）．左中大脳動脈遠位部に2mmの囊状動脈瘤を認める（矢印）．
D, E：動脈瘤の箇所を3D-CT angiography（D）とその6時間後に行った3D-DSA（E）で比較している．3D-CT angiographyでは囊状動脈瘤が描出されるのに対し（D 赤矢印），3D-DSAでは同部位はわずかに膨隆を認めるのみである（E 赤矢印）．

Q 本症例の開頭術の経過を教えてください．

仰臥位，頭部を右に45°回旋させ，クエスチョンマーク型の皮膚切開を施して通常より遠位の左前頭側頭開頭を行いました．脳室ドレナージを留置し髄液を排出させました．開頭の際に浅側頭動脈（STA）頭頂枝を10cm剥離しました．シルビウス裂内でinsular cisternを広く開放し，中大脳動脈M2から遠位にたどることで動脈瘤に到達しました．瘤は母血管ごと膨隆しており，瘤内部の血栓も疑われました．単純なネッククリッピングではクリップのスリップアウトや瘤内血栓のdistal migrationが危惧されたため，バイパス併用トラッピングを行うことにしました．STA-MCAバイパスのrecipientは，動脈瘤近位のMCAを一時遮断してICG videoangiographyを行い，周囲血管よりも遅れてかつ逆行性に描出される皮質枝を選びました（図2A-C）．バイパス完了後に動脈瘤の近位と遠位をクリップで閉鎖し，動脈瘤を摘出して手術を終了しました（図2D, E WEB▶）．

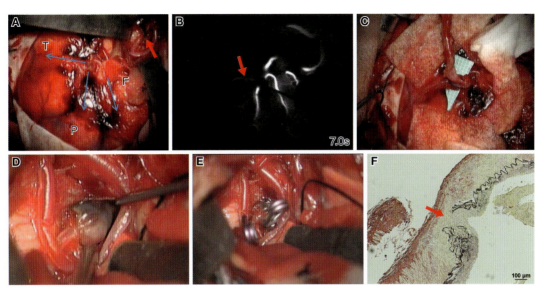

図2 図1症例の術中，術後写真

A：後方に大きな左前頭側頭開頭を行い，遠位シルビウス裂を開放したところ．動脈瘤の親血管にテンポラリークリップがかかっている（矢印）．脳表には STA-MCA バイパスの recipient 候補である中大脳動脈皮質枝が3本走行している（青矢印）．F=前頭葉，T=側頭葉，P=頭頂葉．
B：動脈瘤の親血管を一時遮断下に行った ICG videoangiography，注入から7秒後の所見．側頭葉上の皮質枝は造影が遅れている（矢印）．
C：側頭葉上の中大脳動脈皮質枝を recipient として STA-MCA バイパスを施行した．
D：動脈瘤は母血管ごと膨隆しており，瘤の大部分は血栓化していた．
E：動脈瘤を2つのパーマネントクリップでトラッピングし，切除した．
F：動脈瘤標本の Elastica van Gieson 染色．弾性板が欠損している箇所があり（矢印），真性動脈瘤と診断した．

　術後は脳梗塞も認めず，新たな神経脱落症状を来さず経過しました．術38日後で modified Rankin Scale 0 にて自宅退院され，術3カ月後の時点で住職に復帰しました．動脈瘤の病理所見は真性動脈瘤の血栓化でした（図2F）．

Q 本症例では CT angiography と脳血管撮影では動脈瘤の画像所見に乖離がありました．これは極小破裂脳動脈瘤の特徴的所見なのでしょうか？

 一般的には3mm以下の動脈瘤を「極めて小さい」として扱うことが多いようです[4]．極小破裂動脈瘤の特徴として，経時的に動脈瘤の描出が異なることが報告されています．その理由として，①破裂部位での血栓形成において凝固系と線溶系のバランスが不安定，②瘤周囲の局所的な脳圧亢進，③解離や狭小ネックによる動脈瘤血流自体の変化，が挙げられています[5]．これらの変化のうち，止血血栓の形成や周囲の局所圧亢進はサイズにかかわらず破裂瘤に普遍的に起こっていると考えられますが，動脈瘤サイズが小さいときはこれらの変化が相対的に目立つということでしょう．

ⓟitfall

破裂脳動脈瘤の急性期造影検査所見の不安定性

「ある一時点の脳血管撮影所見が破裂動脈瘤の真の姿ではないかもしれない」という事実は，特に造影される部分を塞ぐ治療であるコイル塞栓術にとって重大な意味を持ちます．コイル塞栓術で完全閉塞が得られた破裂動脈瘤が数時間のうちに再破裂することを稀ながら経験しますが，破裂急性期の動脈瘤造影所見の不安定性がその一因であるかもしれません．逆に，急性期に極小動脈瘤を認めてもそれが破裂瘤かどうか確信を持てない場合は，数時間の間隔で撮影されるCT angiographyと脳血管撮影とで動脈瘤の大きさや形状が異なっていれば，それが破裂瘤であることの有力な証拠になり得ます．図3に脳血管撮影では極小の突起しか確認できず，CT angiographyとの所見の乖離により内頚動脈背側血豆状動脈瘤と発症当日に診断し，速やかに同日治療できた症例を示します．

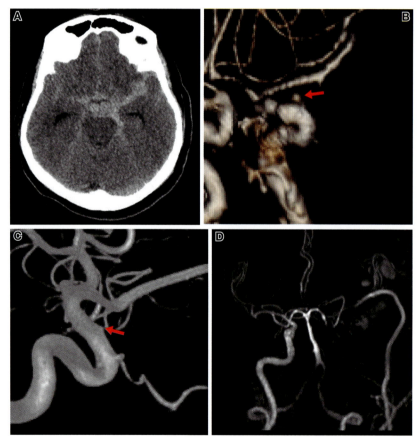

図3 68歳女性．WFNS grade II のくも膜下出血で発症当日に搬送された

A：頭部単純 CT でやや左側に優位なくも膜下出血を認める．
B：3D-CT angiography．左内頚動脈 C2 部背側に動脈瘤様膨隆を認める（矢印）．
C：CT angiography の 2 時間後に行った左内頚動脈 3D-DSA．内頚動脈 C2 部背側の膨隆は，CT angiography に比べるとごくわずかである（矢印）．
D：左内頚動脈 C2 部背側血豆状動脈瘤の破裂と診断し，発症当日にハイフローバイパス併用動脈瘤トラッピング術を施行した．術後の MR angiography を示す．

Q 極小破裂脳動脈瘤治療の，通常サイズの破裂動脈瘤治療と比較しての問題点を教えてください．

A 動脈瘤サイズが大きければ大きくなるほど治療困難で予後不良と考えられがちですが，実は破裂動脈瘤に関しては動脈瘤サイズと予後は単純な線形の関係にはなく，5mmあたりを境にサイズが小さくなると逆に予後が悪くなることが知られています（図4A）[6]．まず診断の難しさがあり，極小であることで動脈瘤自体が発見できないことのリスクに加えて，より大きい未破裂動脈瘤を合併していた場合にそちらを優先して治療してしまうリスクがあります（図4B, C）．

治療に関しては，血管内治療ではマイクロカテーテル，コイルともに瘤内での動きが限られることで術中破裂のリスクが高いです．開頭クリッピング術では，極小破裂動脈瘤の中に「親血管解離の結果としての膨隆」（図4D）や「動脈瘤全体が吹き飛んで止血血栓が親血管の破綻部位を塞いでいるだけの状態（いわゆる仮性動脈瘤）」（図4E）が含まれるため，これらの状況に遭遇すると治療が著しく困難になります．動脈瘤がunclippableと判断されれば，バイパスを併用した母血管閉塞を選択せざるを得ないこともあります．前交通動脈は，通常の動脈瘤の好発部位でもありますが，親血管径が細いこと，解剖が複雑なこと，血管内治療のリスクが高いこと，椎骨動脈に次いで解離の好発部位でもあることから[7]，極小動脈瘤治療の難しさを実感することが多い部位です．図4F-Hに極小破裂前交通動脈瘤の画像所見を示します．これらの症例は類似した画像所見を示していますが，最終的な治療法は，単純なクリッピングができたもの（図4F），対側A1が低形成だったため仮性動脈瘤をバイパス下にトラッピングしたもの（図4G），解離を穿通枝ごとトラッピングせざるを得なかったもの（図4H），と様々でした．

Q 極小破裂脳動脈瘤に対して血管内治療を行うことはありますか？

末梢に位置するものに対しては，操作性の悪さと親血管の細さから瘤内塞栓ではなく母血管閉塞を行う必要があります．予想される虚血のダメージが小さければ，直達手術の難易度と比較の上で血管内治療での母血管閉塞は正当化されるでしょう．中枢の血管においても直達手術の難易度が高い部位，例えば脳底動脈では瘤内塞栓の選択肢があります．ただし，この場合には小さい瘤内スペースでのマイクロカテーテルの不用意な挙動を避けるために，動脈瘤へのアクセスが単純でマイクロカテーテルが安定することが必須条件です．

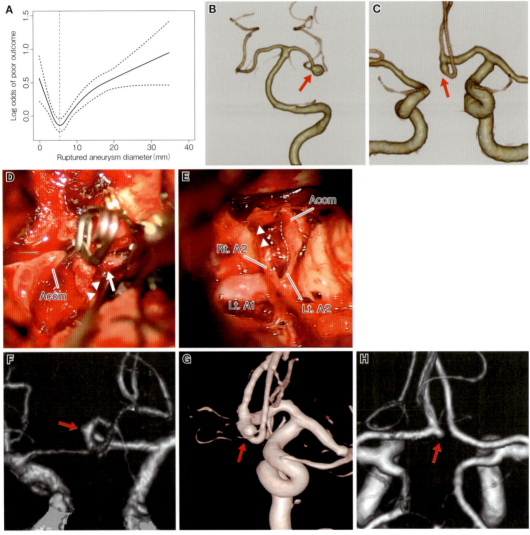

図4 極小破裂脳動脈瘤治療の問題点

A：くも膜下出血の大規模国際データから導かれた動脈瘤サイズ（横軸）と予後不良（縦軸）との非線形関係
（文献6より改変）．

B, C：66歳女性．くも膜下出血症例の入院時3D-CT angiography 後方循環（B），前方循環（C）．6mmの左後大脳動脈瘤（B 矢印）が破裂したと考えてコイル塞栓術を行ったが，術後7日目に再出血を来した．真の破裂動脈瘤は前交通動脈の紡錘状動脈瘤（C 矢印）であった．

D：前交通動脈解離によるくも膜下出血の術中所見．Interhemispheric approach. 右 A1-A2 junction に血管解離を認め（矢印），その上の fibrin cap（矢頭）が剥がれて出血している．

E：前交通動脈仮性動脈瘤によるくも膜下出血の術中所見．前交通動脈自体には異常を認めないが，動脈瘤ネック（破線）よりも左側のドームに相当する部分は全て血腫であり（矢頭），クリップをかけられる動脈瘤壁は全く存在しない．
Acom：anterior communicating artery.

F：径1mmの破裂前交通動脈瘤．本症例は幸い動脈瘤壁が残っており，通常のクリッピングが可能であった．

G：径2mmの破裂前交通動脈瘤．本症例は仮性動脈瘤でクリッピングできず，また対側A1が低形成だったためバイパスを併用してトラッピングした．

H：径2mmの破裂前交通動脈瘤．本症例は前交通動脈の解離であり，穿通枝ごとトラッピングせざるを得なかった．

ここに示すのは46歳の女性，WFNS grade Vの重症くも膜下出血の症例です．径2mmの動脈瘤を左後大脳動脈P1部に認め (図5A)，脳室ドレナージを行った後にコイル塞栓術を行いました．Distal access catheterは容易に血管攣縮を来すため使用できませんでしたが，頭蓋外左椎骨動脈に留置した6Fr FUBUKI（朝日インテック）から軽く先端をシェイプしたExcelsior SL-10（日本ストライカー）が脳底動脈の右壁，左後大脳動脈の上壁に当たって進み下方に突出する動脈瘤内にスムーズに入って安定したため (図5B)，Target 360 Nano 2mm × 3cmと1.5mm × 2cm（日本ストライカー）の2本を無理なく挿入して完全閉塞することができました (図5C, D)．術後の回復はよく，左動眼神経麻痺は残存しましたがADLは自立し，術35日後に自宅退院となりました．先に述べたように極小破裂脳動脈瘤では特に急性期の画像所見が動脈瘤の真の姿を表しているとは限らないことから，特に綿密にフォローアップを行っており，退院前の術30日後での脳血管撮影でも瘤の完全閉塞を確認し，

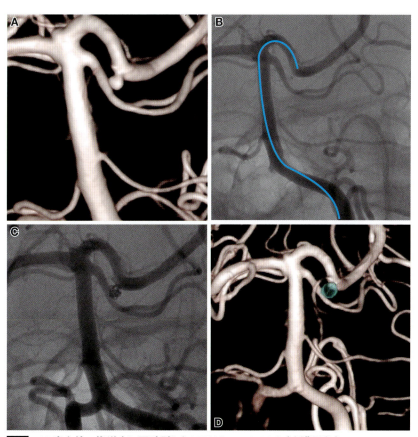

図5 46歳女性．搬送中に再破裂したWFNS grade Vのくも膜下出血
A：左後大脳動脈 - 後交通動脈分岐部に径2mmの動脈瘤を認める．
B：動脈瘤塞栓術中のnon-subtracted angiographyでマイクロカテーテルの経路を示す（青線）．脳底動脈の右壁，後大脳動脈の上壁にカテーテルが当たって安定している．ネックが狭いため，マイクロカテーテル先端が瘤内に入っただけで瘤は造影されない．
C：コイル2本が入り，動脈瘤の造影は消失した．
D：Cと同時点での3D-DSA．

その後も3カ月おきにMRAで経過観察しているところです．

 小型の破裂脳動脈瘤に対して血管内治療で十分な塞栓が行われたにもかかわらず，急性期に再破裂した症例を教えてください．

69歳の男性で，頭痛，嘔吐で救急搬送されたWFNS grade IIのくも膜下出血症例です．CT angiographyで前交通動脈瘤を認めたため (図6A)，コイル塞栓術を行うこととしました．全身麻酔下に脳血管撮影を行うと，左A1-A2 junctionに径3.9mmの動脈瘤を認めました (図6B, C)．左A1経由でコイル塞栓を開始しましたが，フレーミングコイルを入れた後の撮影では最初の血管造影では認めなかった上方の造影を認めたため (図6D)，こ

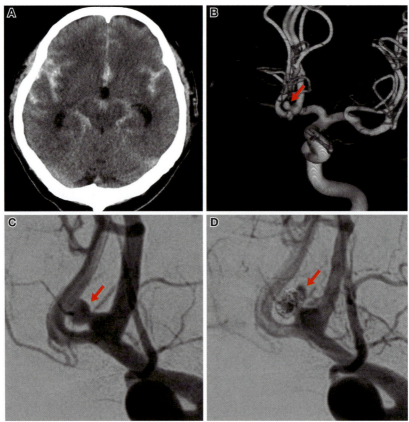

図6 69歳男性．頭痛，嘔吐で救急搬送されたWFNS grade IIのくも膜下出血 (その1)
A：頭部単純CTで大脳半球間裂を含むびまん性のくも膜下出血を認める．
B：左内頚動脈3D-DSAで，前交通動脈左A1-A2 junctionに径4mmの動脈瘤を認める (矢印)．
C：動脈瘤塞栓術中のworking angle左内頚動脈撮影において，動脈瘤は縦径と横径がほぼ等しく円形に見える (矢印)．
D：1本目のフレーミングコイルが入った段階での左内頚動脈撮影において，上方に新たに造影される部分が出現している．

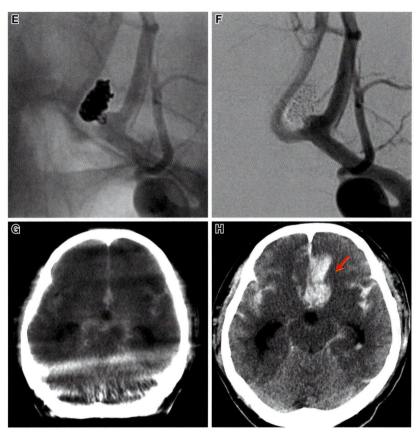

図6 (その2)
E, F：新たに造影されてきた部分を含めて瘤全体をコイルで密に塞栓した．コイル塊は上方に長い楕円形になっている．
G：コイル塞栓術直後にアンギオ室のフラットパネルで撮影した Cone beam CT では，くも膜下出血の増加を認めない．
H：塞栓術2時間後に左の瞳孔散大がみられた時点での頭部 CT で，左前頭葉内側に脳出血を認め（矢印），動脈瘤の再破裂と診断した．

の部分が当初血栓化していたブレブではないかと考えられました．この部分も含めて動脈瘤全体の塞栓を行い（図6E），最終的には動脈瘤の造影は完全に消失しました（図6F）．塞栓終了時のコイルの形状は，当初想定されていた動脈瘤の形状や大きさとかなり異なっています．そのままアンギオ室で Cone beam CT（CT like imaging）を撮影し，術中に再破裂していないことを確認しました（図6G）．

降圧，鎮静，挿管を継続したまま ICU に入室しましたが，2時間後に左の瞳孔が散大し，頭部 CT では左前頭葉に出血が拡大しており（図6H），動脈瘤の再破裂と診断しました．脳室ドレナージを行いましたが救命できず，1週間後に死亡退院となりました．

処置された破裂脳動脈瘤の再破裂率を調査した The Cerebral Aneurysm Rerupture After Treatment（CARAT）study では，術後30日以内の再破裂率が血管内治療群で 2.7%，

直達手術群で 1.0% と報告されています[8]．術後 1 年以降の再破裂率はそれぞれの群で 0.6%，0.0% と低下していますので，本症例のような処置後急性期再破裂のメカニズムの解明と予防策の確立が破裂脳動脈瘤の予後を改善させるためのカギの一つと言えるでしょう．

謝辞：貴重な症例情報の提供をいただきました倉敷中央病院脳神経外科・上里弥波先生に深謝申し上げます．

まとめ

● 径 3mm 以下の極小破裂脳動脈瘤は，診断，治療の難しさから中程度のサイズの動脈瘤と比較して予後不良である．

● 極小破裂脳動脈瘤に対しては開頭術がよい適応であるが，病態の特異性から単純なネッククリッピングが可能とは限らず，血行再建も考慮した入念な準備を要する．

● 直達手術のリスクに応じて血管内治療も適応があるが，安全に瘤内塞栓を行うためには良好なアクセスルートとマイクロカテーテルの安定が必須である．

参考文献

1) Romijn M, et al: Matched mask bone elimination for detection of intracranial aneurysms: Comparison with digital subtraction angiography and 3D rotational angiography. AJNR Am J Neuroradiol 29: 134-9, 2008
2) Rinkel GJE, et al: Subarachnoid hemorrhage without detectable aneurysm. Stroke 24: 1403-9, 1993
3) 出血源不明の SAH "SAH of unknow etiology", 600-1, (太田富雄原著：脳神経外科学 I 第 13 版, 金芳堂, 京都, 2021)
4) Nguyen TN, et al: Association of endovascular therapy of very small ruptured aneurysms with higher rates of procedure-related rupture. J Neurosurg 108: 1088-92, 2008
5) 井上明宏ほか：画像所見で増大と縮小を繰り返した末梢性破裂中大脳動脈瘤の 1 例. 脳神経外科 43：713-9, 2015
6) Jaja BNR, et al: Neuroimaging characteristics of ruptured aneurysm as predictors of outcome after aneurysmal subarachnoid hemorrhage: pooled analyses of the SAHIT cohort. J Neurosurg 124: 1703-11, 2016
7) Tsukahara T, et al: Overview of spontaneous cervicocephalic arterial dissection in Japan. Acta Neurochir (Wien). Supp 107: 35-40, 2010
8) The CARAT Investigators: Rates of delayed rebleeding from intracranial aneurysms are low after surgical and endovascular treatment. Stroke 37: 1437-42, 2006

4 後下小脳動脈瘤
血管内治療が困難なときの対応

疾患の区分　**動脈瘤**　虚血性疾患　シャント疾患　その他
症例の区分　再 発　合併症　**難症例**

症 例

38歳女性.

既往歴，生活歴：高血圧あり，喫煙者，大酒家（ビール1日3～4リットルを毎日飲む）.

現病歴：電話をしているときに今までに経験したことのないほど強い頭痛を来した．翌日になっても頭痛が続くため，近医を受診．頭部CTでくも膜下出血を指摘され，当院に紹介搬送となった．

入院時神経学的所見：意識清明，後頸部痛，嘔気，項部硬直あり．神経学的脱落所見なし．WFNS grade I．

神経放射線学的所見：頭部CTで後頭蓋窩に限局したくも膜下出血を認めた．脳血管撮影では左椎骨動脈（vertebral artery：VA）－後下小脳動脈（posterior inferior cerebellar artery：PICA）分岐部に3.4mmの破裂動脈瘤を認めた (図1A, B).

Q 本症例の治療経過を教えてください.

A 後方循環の動脈瘤治療に関しては血管内治療の優位性が指摘されており，本症例に対してもコイル塞栓術を行うことにしました．左VAは鎖骨下動脈を出てからC6の椎骨動脈孔に入るまでに3つの屈曲があったため，6Frのガイディングカテーテルがこの部分を越えることができませんでした (図1C)．そこで頭部の姿勢を変えることでVAの屈曲を伸展させることにしました．図1Dに示すごとく頭部を右に傾けて左鎖骨下動脈造影を行うと，VA起始部が伸展したので (図1E)，通常の0.035inchガイドワイヤーと4Frカテーテルのcoaxial systemでこの部分を通過し，6Frのガイディングカテーテル先端をC1レベルまで到達させることができました (図1F)．ここからマイクロカテーテル先端を動脈瘤ネックに安定して留置し (図1G)，simple techniqueでコイルを2本入れ，ネックから出ているPICAを温存しながら動脈瘤を完全閉塞させました (図1H, I).

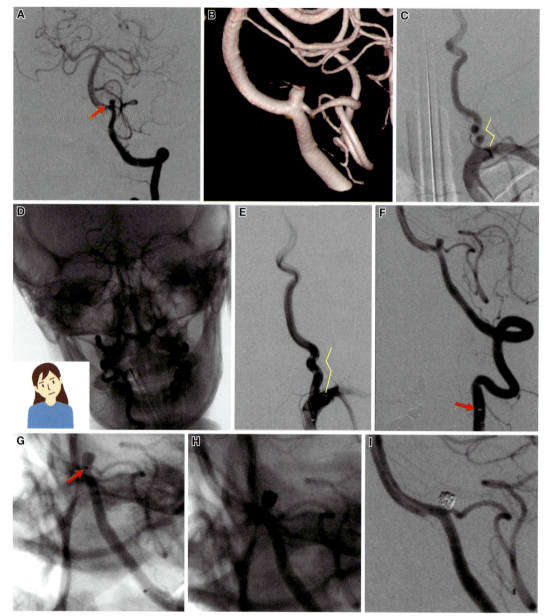

図1 38歳女性．突然の頭痛で発症したくも膜下出血，WFNS grade I

A：左椎骨動脈造影で左PICA分岐部に破裂動脈瘤を認める（矢印）．
B：3D-DSAでは，動脈瘤はwide neckで，PICAがネックから分枝している．
C：VAは鎖骨下動脈から分岐してすぐに3カ所で強く屈曲している．
D：患者の頭部を右側に傾斜させた．
E：その後の血管撮影では，VA起始部の屈曲が伸展している．
F：ガイディングカテーテル先端がC1高位まで到達している（矢印）．
G：マイクロカテーテル先端を動脈瘤内ネック付近に留置した（矢印）．
H，I：コイル塞栓後，動脈瘤の造影は消失しており，PICAも温存されている．

豆知識

若年者の破裂動脈瘤

若年者の破裂動脈瘤はサイズが高齢者のものより小さいという特徴があります[1]．これは動脈瘤が生涯にわたり成長することから妥当な事実ですが，逆に言えば若年者のくも膜下出血には動脈瘤が小さいうちに破裂させる引き金があったということになり，そのリスク因子として想定されているのが高血圧と喫煙です[2]．本症例でも動脈瘤サイズが3mm強という小さいうちに破裂しており，高血圧，喫煙に加えて大量飲酒の歴というくも膜下出血発症リスクを多く持っています．初回の動脈瘤治療後も，今後の動脈瘤再発や新生を抑制するために，これらの生活習慣の是正が重要になるでしょう[1]．

Q 後下小脳動脈瘤（PICA動脈瘤）のコイル塞栓術で注意する点を教えてください．

まず，VAからのアクセスに伴う問題があります．VAは頚椎の横突孔である程度走行が規定されているものの，鎖骨下動脈との分岐部からC6横突孔まで，または横突孔間で屈曲蛇行を示す例も多く，これがkinkingやcoilingだとアクセスが困難になります．また，径が細く骨孔に固定されている部分があるため外力の影響を受けやすく，解離や攣縮が起こりやすい血管です．この状況でガイディングカテーテルを安定して留置するためには，硬いガイドワイヤーを使ってカテーテルの追随性を上げる，ガイディングカテーテルをグースネックスネアで保持してサポート力を上げる[3]，などの対策が考えられますが，血管壁への負担も大きいため，本項で紹介したように頚部の姿勢を変えることで血管を伸展させる方法もあります[4]．ただしこの方法には頚椎症が症候化するリスクがあるため，予定手術の場合はその姿勢で症状が出ないかどうかを事前に確認しておく必要があります．

動脈瘤自体の塞栓においては，ネックが広くPICAが動脈瘤のネックあるいはドームから出ているケースが多いこと，PICAの径が細いことにより，simple techniqueではPICAを温存しつつ動脈瘤を十分に塞栓することが困難なことがあります．ネックからコイルの逸脱を防ぐためのadjunctive deviceは，バルーンカテーテルによりVAの走行が変わって閉塞したり，径が細くVAとの角度が急峻なPICAにカテーテルを誘導することが難しかったりして使用できないことも多いです[5]．このような場合，遠位にデバイスを送ることなくコイルのネックからの逸脱を防ぐことができるダブルカテーテルテクニックが有用です．

紹介する症例は57歳女性で両側内頚動脈瘤（うち片方は切迫破裂）のクリッピングを行われた10年後に，経過観察していた右PICA動脈瘤が増大してきたため治療を行うことにしました．CT angiography，脳血管撮影では右PICAに5.4mmの不整形の動脈瘤を認めネックからPICAが分岐し，VAからPICAへの角度は急峻で対側VAは低形成でした **（図2A,**

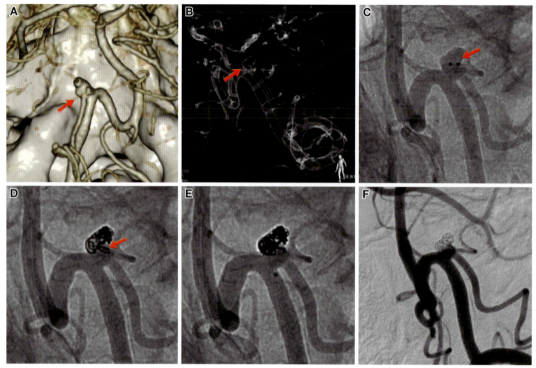

図2 57歳女性．経過観察中に増大してきた左PICA分岐部未破裂動脈瘤
A：3D-CT angiographyを後上方から観察したところ．左PICA分岐部に動脈瘤を認める（矢印）．
B：3D-DSAでは，動脈瘤はワイドネック，PICAは動脈瘤ネックから出ておりVAとの角度は急峻である（矢印）．
C：動脈瘤の前方と後方に2本のマイクロカテーテル先端を留置した（矢印）．
D：1本目のフレーミングコイルを切断せず，2本目のフレーミングコイルを絡ませたところ．ネックを覆うフレーミングが形成されている（矢印）．
E，F：さらに2本のコイルを追加して動脈瘤を閉塞させた．PICA側にネックが残存しているが，ドームは塞栓されている．

B）．バルーンカテーテルの誘導やステントの留置は困難と考えたため，ダブルカテーテルテクニックで塞栓しました．2本のマイクロカテーテルを動脈瘤内に誘導し**（図2C）**，1本目のフレーミングコイルの挙動が不安定なため離断させずにもう一方のマイクロカテーテルから2本目のコイルを挿入して1本目のコイルと絡ませることで，安定した，かつネックのラインを形成するフレームを形成しました**（図2D）**．さらに2本のコイルを挿入して計4本のコイルで動脈瘤を閉塞させました**（図2E）**．最終脳血管撮影では，PICA側のネックが少し残存しましたが，ドームへの造影剤流入は認めませんでした**（図2F）**．

Q どのようなPICA動脈瘤に直達手術のほうが適しているのでしょうか？

 PICAがドームもしくはネックから出ている，ドームサイズに比べてネックが広い，解離や紡錘状といった理由でPICAの温存が難しいもの，またVAからのアクセスが悪くてマイクロカテーテルの安定が悪いもの，などは直達手術のほうが適しています．

PICAは上小脳動脈や前下小脳動脈とのleptomeningeal anastomosisが豊富で起始部閉塞でも小脳半球のダメージは少ないともされていますが[6,7]，PICAからの脳幹への穿通枝やlateral spinal arteryの血流不全は重篤な神経症状につながりますので[8]，基本的には温存を目指し，PICAごと動脈瘤を処理する場合は後頭動脈（occipital artery：OA）を用いたバイパス術を行う必要があります．

　紹介する症例は71歳の女性で，突然の頭痛で発症，救急搬送中に昏睡状態まで悪化したWFNS grade Vのくも膜下出血です．頭部CTでは後頭蓋窩に厚いびまん性のくも膜下出血と急性水頭症を認め（図3A，B），CT angiographyでは左PICAのVAからの分岐部に2.2mmの動脈瘤を認めました（図3C）．動脈瘤のサイズが非常に小さい割にネックは広く，再出血予防に十分な塞栓を行うとPICAを温存することができないと考えたため，直達手術で動脈瘤を処理することとしました．術前のシミュレーションでは，PICAの分岐部が高位かつ正中に近いため術野が深く狭く，小さくネックの広い動脈瘤が術者から見てPICAの奥にあると考えられたため（図3D），必ずしも過不足ないネッククリッピングが容易ではないと

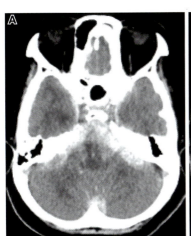
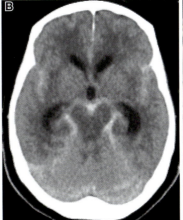
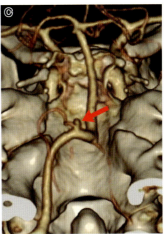
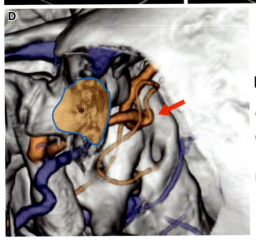

図3 71歳女性．救急搬送中に昏睡状態まで悪化したWFNS grade Vのくも膜下出血

A，B：頭部CTでは後頭蓋窩に厚いびまん性のくも膜下出血と急性水頭症を認める．

C：3D-CT angiographyを後方から観察したところ．左PICAの分岐部に2.2mmの動脈瘤を認める（矢印）．ネックはドーム比で広く，PICAがネックから出ている．

D：3D-CT angiographyを用いた左外側後頭下開頭による術野のシミュレーション．動脈瘤の位置は高位で，術者から見て左PICA分岐部の奥に存在する（矢印）．広い術野を得るために，condylar fossaとcondyle（＊部）を削除する予定とした．

考え，OA-PICA バイパスを行ってから動脈瘤の処理を行うこととしました．

　体位は左上の park-bench position とし，左後角から脳室ドレナージを挿入しました．皮切は乳様突起を頂点とした逆 C 字で行い（図4A），皮弁を翻転し，OA を剥離しました．OA の剥離の際は，胸鎖乳突筋，頭板状筋を剥がすと OA と後頭静脈を含む結合組織の層を認めるので（図4B-D），この層で OA を顎二腹筋まで剥離します（図4E）．その後に上斜筋と大後頭直筋を後頭骨から剥がして頭蓋外 VA を同定し（図4F），C1 を削除します（図4G）．大後頭孔を外側に追って posterior condylar emissary vein を凝固切断し，外側骨削除のランドマークとなる後頭顆関節面を露出します（図4H）．外側は sigmoid sinus までの十分な外側後頭下開頭を行い，大後頭孔を開放してからその外側で posterior condylar emissary vein を追跡するように condylar fossa のドリリングを行います（図4I）．OA-PICA バイパス単独であればこの術野で十分なのですが，本症例では動脈瘤が高位かつ正中近くにあるため，関節面より頭側の condyle を舌下神経管まで削除しました（図4J）．

　硬膜を開け，血腫を除去しながら小脳扁桃を挙上すると，大後頭孔付近の高さで PICA の caudal loop を認めたため OA を 9-0 ナイロンで吻合しました（図5A-C）．次に外側で VA を遠位に追跡し，PICA 起始部と動脈瘤を認めましたが（図5D-G），動脈瘤を剥離している途中で瘤から出血したため，近位クリップを動脈瘤ネックと PICA 起始部にかけ，遠位 PICA にもクリップをかけてトラッピングとしました（図5H-J WEB▶）．

　本症例は，WFNS grade V でたこつぼ型心筋症，硝子体出血も合併した重症例でしたが，幸い術後経過もよく意識も回復し，最終的には modified Rankin Scale 1 で自宅退院となりました．

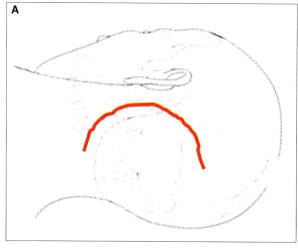

図4 図 3 の症例の手術の実際（その 1）
A：皮膚切開は乳様突起を通る逆 C 字とした．

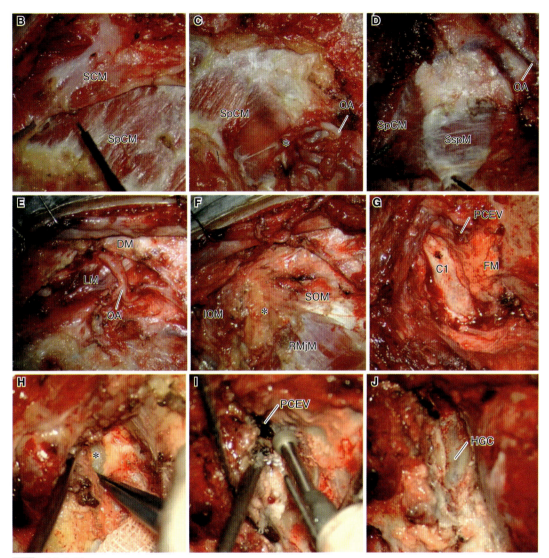

図4 （その2）

B：胸鎖乳突筋（SCM）を剥離して前方に翻転する．その下層に筋線維の走行が異なる頭板状筋（SpCM）を認める．
C：皮下で剥離したOAを近位に追跡し，SpCM上縁から皮下に出てくる箇所（＊部）を確認する．
D：SpCMを正中下方に翻転すると，内側では頭半棘筋（SspM），外側ではOAを含む結合組織の層を認める．
E：結合組織の層でOAを近位に追跡すると，下層に最長筋（LM），外側に顎二腹筋（DM）を認める．
F：頭半棘筋を内側に寄せると，後頭下筋群の第三層である上斜筋（SOM），大後頭直筋（RMjM），下斜筋（IOM）が同定され，これらに囲まれた部分が後頭下三角で頭蓋外VAが存在する（＊部）．
G：上斜筋と大後頭直筋を下方に翻転して大後頭孔（FM）と環椎後弓（C1）を露出する．外側には後顆導出静脈（PCEV）を認める．
H：大後頭孔の骨縁を外側にたどり，後頭顆関節（＊部）を露出すると，ここがその後の骨削除のよいランドマークとなる．
I：PCEVの周囲（condylar fossa）の骨削除を行う．
J：引き続き後頭顆関節の頭側の骨削除を行い，舌下神経管（HGC）まで到達すると，硬膜内で前下方からの広い術野が得られる．

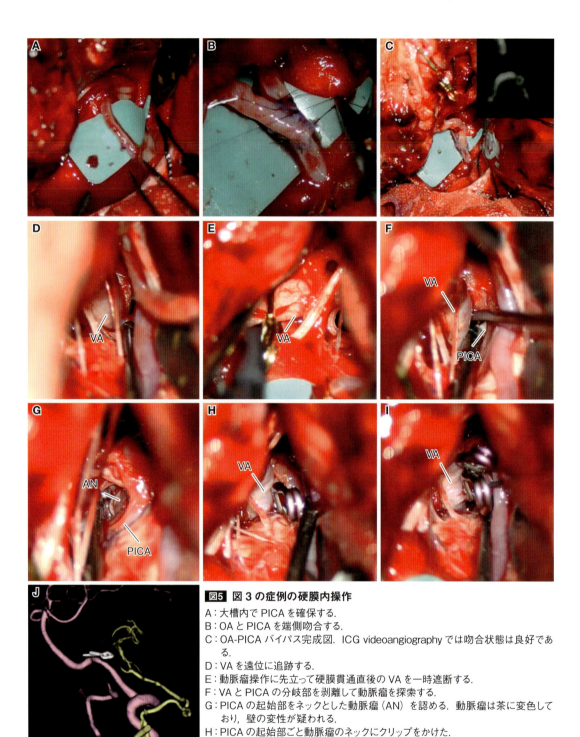

図5 図3の症例の硬膜内操作

A：大槽内で PICA を確保する．
B：OA と PICA を端側吻合する．
C：OA-PICA バイパス完成図．ICG videoangiography では吻合状態は良好である．
D：VA を遠位に追跡する．
E：動脈瘤操作に先立って硬膜貫通直後の VA を一時遮断する．
F：VA と PICA の分岐部を剥離して動脈瘤を探索する．
G：PICA の起始部をネックとした動脈瘤（AN）を認める．動脈瘤は茶に変色しており，壁の変性が疑われる．
H：PICA の起始部ごと動脈瘤のネックにクリップをかけた．
I：PICA のやや distal にもクリップをかけてトラッピングとした．
J：術後の 3D-CT angiography では動脈瘤造影の消失とバイパスの開存が確認できる．

Ⓟitfall

PICA走行のバリエーションによるOA-PICAバイパス術の難易度

PICAのtonsilomedullary segmentが尾側正中に大きく湾曲している箇所，いわゆるcaudal loopがあれば，そのloopの頂点は通常大後頭孔の高さにあるため，それほど小脳扁桃を圧排しなくても視認が容易で，かつ吻合部も浅くなります（**図6A，B**）．しかしながらcaudal loopが存在せずPICAが小脳延髄裂の高位を直線的に走行する症例（no caudal loop）が30〜40%に認められます[9, 10]（**図6C，D**）．また，PICAが前下小脳動脈と共通幹を形成する場合にはPICAに相当する部分はほぼ全長で小脳半球表面を走行します．Caudal loopが存在していても解離していて吻合に使えない場合を含めて，これらのような場合はtonsilomedullary segment以外のlateral medullary, telovelotonsilar, cortical segmentに吻合せざるを得ず，condylar fossaの削除や小脳延髄裂の開放といった手技がバイパスの術野作成に必須となります（**図6E**）．

謝辞：貴重な症例情報の提供をいただきました城山病院脳神経外科・三輪博志先生に深謝申し上げます．

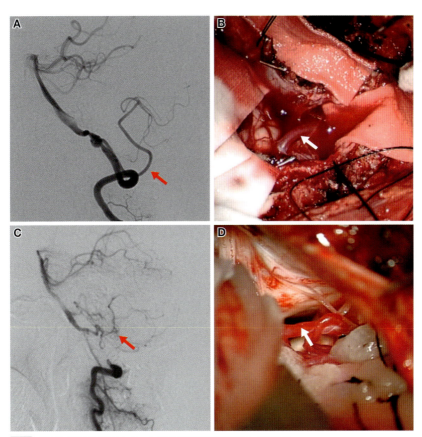

図6 PICA走行のバリエーションによる吻合箇所の違い（その1）
A：PICAを含むVA解離の症例．PICAのtonsilomedullary segmentがcaudal loopを形成して大後頭孔レベルまで下行している（矢印）．
B：手術では大槽内で小脳扁桃より下方のPICAに吻合できる（矢印）．
C：両側VA閉塞でPICAに血行再建した症例．PICAが小脳延髄裂を直線的に走行しており，tonsilomedullary segmentがcaudal loopを形成しない（矢印）．
D：手術ではtranscondylar fossa approachで術野を確保し，lateral medullary segmentにOAを吻合した（矢印）．

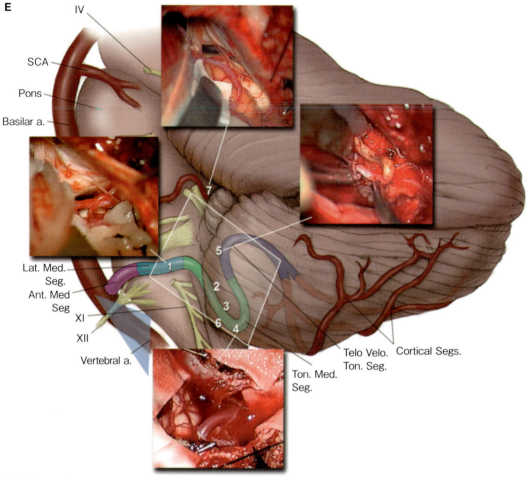

図6 （その2）
E：PICA の吻合箇所に応じた術野のシェーマ．7例の症例シリーズから作成されており，図中の 1-7 はそれぞれの症例の PICA への吻合箇所を示す．症例4では十分に低い caudal loop に吻合されている．症例1は lateral medullary segment への吻合である．症例5は caudal loop が小さい上に解離に巻き込まれており，小脳延髄裂を広く開放してその遠位の telovelotonsilar segment（cranial loop）に吻合している．症例7は前下小脳動脈と共通幹を持つ PICA への吻合であり，PICA 皮質枝が使われている．
（Copyright permission from Prof. Antonio Bernardo, Weill Cornell Medical College，文献 10 より改変）

> [!NOTE] まとめ
> - PICA 動脈瘤は血管内治療のよい適応であるが，小型，ワイドネック，ネックやドームからの PICA 動脈瘤の分枝がある場合は適応に慎重を要する．
> - PICA の径が小さいこと，VA と PICA 動脈瘤の角度が急峻なことから，バルーンカテーテルやネックブリッジステントが使いにくい．血管内治療のリスクが高い場合は直達手術の適応となる．
> - バイパス併用を含めた直達手術の成功のためには，動脈瘤の位置や PICA 動脈瘤の解剖学的バリエーションに留意し，condylar fossa の削除や小脳延髄裂の広い開放を駆使して対応する必要がある．

参考文献

1) Wermer MJH, et al: Follow-up screening after subarachnoid haemorrhage: frequency and determinants of new aneurysms and enlargement of existing aneurysms. Brain 128: 2421-9, 2005

2) Etminan N, et al: The impact of hypertension and nicotine on the size of ruptured intracranial aneurysms. J Neurol Neurosurg Psychiatry 82: 4-7, 2011

3) 松本博之ほか：動脈瘤の塞栓術で goose neck snare による親カテーテルの保持が有用であった1例. No Shinkei Geka 25：1127-30, 1997

4) Takata M, et al: Use of simple neck extension to improve guiding catheter accessibility in tortuous cervical internal carotid artery for endovascular embolization of intracranial aneurysm: A technical note. World Neurosurg 105: 529-33, 2017

5) 白川学ほか：VA-PICA の血管内治療. 脳外速報 2018 年増刊　疾患別臨床脳血管解剖テキスト：96-107, 2018

6) Lewis SB, et al: Distal posterior inferior cerebellar artery aneurysms: clinical features and management. J Neurosurg 97: 756-66, 2002

7) Ioannidis I, et al: Endovascular treatment of ruptured dissecting posterior inferior cerebellar artery aneurysms. Interv Neuroradiol 18: 442-8, 2012

8) Mercier PH, et al: Vascular microanatomy of the pontomedullary junction, posterior inferior cerebellar arteries, and the lateral spinal arteries. Interv Neuroradiol 14: 49-58, 2008

9) Abe H, et al: Unilateral trans-cerebellomedullary fissure approach for occipital artery to posterior inferior cerebellar artery bypass during aneurysmal surgery. Neurol Med Chir (Tokyo) 57: 284-91, 2017

10) Fukuda H, et al: The role of alternative anastomosis sites in occipital artery-posterior inferior cerebellar artery bypass in the absence of the caudal loop using the far-lateral approach. J Neurosurg 126: 634-44, 2017

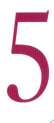

5 フローダイバーター時代の母血管閉塞術
いかに虚血性合併症を予防するか

疾患の区分　**動脈瘤**　虚血性疾患　シャント疾患　その他
症例の区分　再発　**合併症**　**難症例**

症例

45歳，右利き女性.

生活歴：会社員で事務仕事に従事しており，ADLは自立している.

現病歴：夕食の調理をしているときに突然の頭痛を来し，近医をwalk-in受診.頭部MRIでくも膜下出血を指摘され，当院に紹介搬送となった.

入院時神経学的所見：意識清明，頭痛軽度あり.神経学的脱落所見なし（WFNS grade I）.

神経放射線学的所見：頭部CTで頭蓋内出血は明らかではなかったが（図1A），頭部MRI FLAIRで左側頭葉表面脳溝にくも膜下出血を認めた（図1B）.続いて行った脳血管撮影では，左内頸動脈（internal carotid artery：ICA）C2-C3部の2こぶ状の動脈瘤様拡張と，その以遠で前脈絡叢動脈（anterior choroidal artery：AChA）分岐部近くまでの狭窄所見を認めた（図1C，D）.

Q 本症例の診断過程と治療方針を教えてください.

A 左ICA動脈瘤の破裂によるくも膜下出血と診断しました.この動脈瘤は膨隆部周辺の母血管が狭窄するいわゆるpearl and string signを呈しており，ICA解離と考えました.母血管温存を企図したステントもしくはフローダイバーター併用コイル塞栓術は急性期くも膜下出血においては血栓性合併症のリスクが高いこともあり保険適用がなく，また解離という病態において止血の即時性や根治性に劣るため，即座に完全な止血が得られる母血管閉塞を行うこととしました.具体的な方法としては，まず左大脳半球の血流を担保するために左外頸動脈（external carotid artery：ECA）－橈骨動脈（radial artery：RA）グラフト－左中大脳動脈M2部（ECA-RA-M2）バイパスを行い，解離部はコイルで母血管ごと閉塞させることとしました.

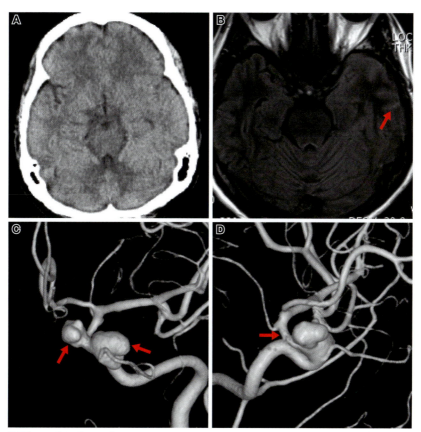

図1 45歳女性．頭痛で発症したくも膜下出血，WFNS grade I
A：頭部単純CTでくも膜下出血を認めない．
B：頭部MRI FLAIR像で左側頭葉の脳溝にくも膜下出血を示す高信号を認める（矢印）．
C．D：左ICAの3D-DSA正面（C），側面（D）像．ICA C2-C3部にかけて2カ所の膨隆を認め（C矢印），その遠位は前脈絡叢分岐部まで狭窄している（D矢印）．

豆知識

くも膜下出血を来した解離性動脈瘤の再破裂

解離性脳動脈瘤は囊状動脈瘤に比べて，特に24時間以内の再出血が多く，早期の治療が原則となっています[1,2]．しかしながら，単純なクリッピングや瘤内塞栓が不可能であることから，母血管閉塞にバイパスを組み合わせる，もしくは適応外の動脈瘤用ステントを用いる，といった複雑な治療を要すことも多く，早期治療に踏み切りにくいジレンマもあります．また，内頚動脈に生じる血豆状動脈瘤も病態は解離性動脈瘤とする報告が多いですが，破裂後数日経過しないと造影検査で瘤として認識できないことがあり，治療が遅れがちになります[3]．

 本症例の急性期治療の経過を教えてください．

 ハイブリッド手術室で手術を行いました（WEB▶）．左浅側頭動脈（STA）は前頭枝，頭頂枝とも剥離温存し，通常の左前頭側頭開頭を行いました．またこれと並行して

左橈骨動脈（RA）の剥離と，頸部頸動脈分岐部の露出を行いました．開頭部ではSTA前頭枝を用いたSTA-M4バイパスをアシストバイパスとして設置し，STA頭頂枝は脳血流モニターとして使用しました．シルビウス裂を大きく開いて左M2 inferior trunkを露出した後，頸部から開頭部まで作成した皮下トンネルに採取したRAを通し，遠位端をM2 inferior trunkに，近位端を外頸動脈（ECA）に吻合しました（図2A）．頸部ICAを遮断してバイパスを開放し，Doppler，ICG videoangiography，STAを利用した脳血流モニターで良好な開通を確認しました．頸部ICAを遮断したままcarotid cisternを開けると動脈瘤の一部とICAが確認でき，低形成ながらも後交通動脈（posterior communicating artery：Pcom）を認めたため，Pcom分岐部のjust proximalで頭蓋内ICAをクリップで遮断しました（図2B, C）．続いて頸部で総頸動脈を直接穿刺し，Excelsior 1018（日本ストライカー）をクリップ直前まで誘導してTarget 360（日本ストライカー），HydroSoft（テルモ）計13本のコイルで頭蓋内ICAクリップ閉塞部からC4 portionまで母血管閉塞しました（図2D）．

　術後は2日目に一時的な失語症状を認め，過灌流によるてんかん発作と考え降圧薬と抗てんかん薬投与を行いました（図2E）．術後のCT angiography，MR angiographyでバイパスの良好な開通と動脈瘤の完全閉塞を確認しました（図2F, G）．脳血管攣縮期の脳梗塞も発症せず，軽度の頭痛が残存したものの術後22日でmodified Rankin Scale 1にて自宅退院されました．本症例の治療戦略のシェーマを図2Hに示します．

Q 本症例と関連して，頭蓋内ICAの難治性病変に対する母血管閉塞で留意する点を教えてください．

　フローダイバーターの普及によりこれらの病変を順行性血流を残したまま治療することが増えていますが，フローダイバーター非適応例（破裂急性期，感染瘤，母血管の著しい狭窄）や効果の少ない例（巨大，動脈瘤からの分枝，解離，切迫破裂）も多く，母血管閉塞術は現在も重要な治療オプションです．ICAの母血管閉塞を行うときのバイパス併用の是非は議論のあるところですが，私たちは治療侵襲への耐性や施設の習熟度の許す限り，できるだけ多く血流を提供するハイフローバイパスを設置する立場を取っています．しかしながらバイパスによって母血管閉塞後の遠位の血流量が担保されたとしても，硬膜内ICA（C2-C3部）の母血管閉塞で合併症を回避するためにはいくつか注意する点があります．
①バイパスや側副血行路からの逆流が確実にAChAに灌流するように血流遮断をデザインする必要がある．ただし理想的にはAChAが盲端になることによる血栓化を避けるため，後交通動脈にもflow outとして灌流を温存することが望ましい[4]．

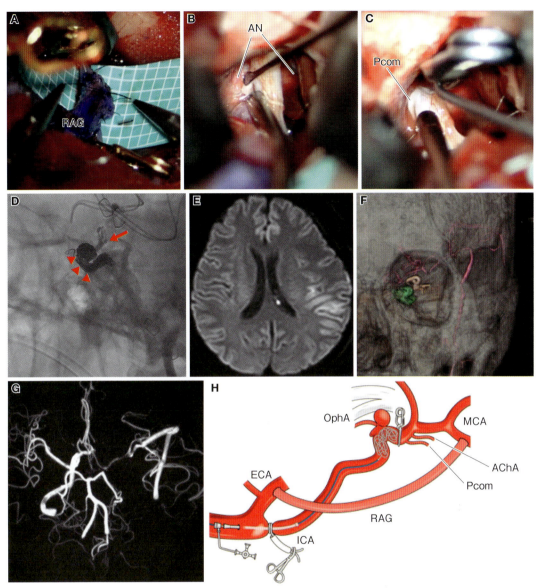

図2 図1症例の術中，術後写真並びに術式のシェーマ

A：左 transsylvian approach を行い，M2 inferior trunk に橈骨動脈グラフト（RAG）を吻合している．
B：Carotid cistern を開放すると，ICA の両側に動脈瘤様膨隆（AN）を認める．
C：ICA を Pcom 分岐部の just proximal で動脈瘤クリップを用いて遮断した．
D：ハイブリッド手術室での母血管閉塞術直後の digital non-subtracted angiography．頭蓋内 ICA にかけたクリップ（矢印）をアンカーとして，コイルが動脈瘤様膨隆から C4 部まで充填されている（矢頭）．
E：術2日後の MRI FLAIR 画像．左前頭頭頂葉の高信号は過灌流を示す．
F：3D-CT angiography 再構成像．クリップ（橙）とコイル塊（緑）が確認できる．
G：術後の MR angiography．バイパスの開存と同側中大脳動脈末梢までの良好な血流が確認できる．
H：本症例での術式のシェーマ．
MCA：中大脳動脈，ECA：外頚動脈，ICA：内頚動脈，OphA：眼動脈，AChA：前脈絡叢動脈，Pcom：後交通動脈，RAG：橈骨動脈グラフト．

②クリップや結紮による外科的母血管閉塞の場合，病変の範囲によっては眼動脈や inferolateral trunk, meningohypophyseal trunk といった側副血行の存在により完全な血流遮断が得られないことがある．

③コイルによる母血管閉塞を行う場合，AChAとPcomが近接していることよりコイルが後交通動脈やAChA起始部に飛び出したり，何度も巻き直したコイル塊で形成された血栓が遠位塞栓を来したりすることによる虚血性合併症が多い[5]．

したがって硬膜内ICAの母血管閉塞を行う際には，これらの点をよく検討して病変に応じた適切な方法をデザインする必要があります．

Q 母血管閉塞術における外科的閉塞とコイル塞栓の違いと使い分けについて，実際の症例に即して教えてください．

外科的閉塞とコイル塞栓，さらには本症例で使用した頭蓋内ICAにかけたクリップをアンカーとしたコイル塞栓術の違いを表に示します．これを踏まえて，頭蓋内ICA病変に対する最適な母血管閉塞術を症例ごとに考察していきましょう．

1. 眼動脈より近位の病変（図3）

近年はフローダイバーターで治療される例が多くなっていますが，母血管構造が破綻していてフローダイバーターの効果が望めない場合は母血管閉塞の適応もあります．未破裂の病変では頸部ICA遮断のみで治癒が得られ，遠位を遮断する必要はありません（図3A-D）．破裂病変では即時的な血流遮断効果を狙ってコイルによる母血管閉塞を行うこともあります（図3E, F）．

表 バイパス併用での内頸動脈母血管閉塞術における閉塞方法の特徴

	外科的トラッピング	コイル塞栓術	遠位クリップ併用コイル塞栓術
手技の煩雑さ	比較的簡便	簡便	やや煩雑
病変や遮断血管へのアクセス	やや困難	容易	困難な場合あり
閉塞遠位端の位置決め	容易	やや困難	容易
病変への残存側副血行の遮断	困難	容易	容易
虚血性合併症	少ない	やや多い	少ない

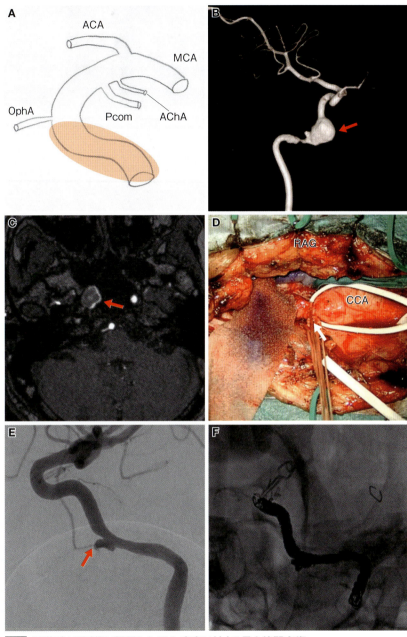

図3 眼動脈より近位に限局した ICA 病変に対する母血管閉塞術

A：病変の模式図．
B：右副鼻腔炎と右眼窩底骨折の既往がある 36 歳男性．頭痛の精査で発見された右 ICA 錐体部動脈瘤（矢印）の 3D-DSA 正面像．
C：同症例の MR angiography TOF 原画像．動脈瘤は副鼻腔内に突出している（矢印）．
D：ハイフローバイパス併用頸部 ICA 結紮術の頸部術野の術中写真．ICA は分岐直後で 1-0 絹糸を用いて三重結紮した（矢印）．
E：9 年前に副鼻腔悪性腫瘍に対して重粒子線照射歴のある 61 歳男性．大量の鼻出血で発症した左 ICA の破裂仮性動脈瘤（矢印）の左 ICA 造影側面像を示す．
F：即時に完全な止血効果を得るため，コイルにて母血管閉塞を行った．
ACA：前大脳動脈，MCA：中大脳動脈，CCA：総頸動脈，OphA：眼動脈，AChA：前脈絡叢動脈，Pcom：後交通動脈，RAG：橈骨動脈グラフト．

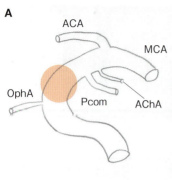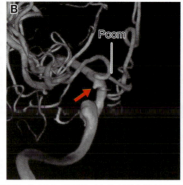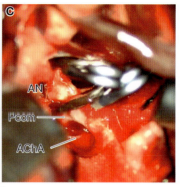

図4 頭蓋内かつ後交通動脈近位に限局した ICA 病変に対する母血管閉塞術
A：病変の模式図
B：64 歳男性．頭痛，嘔吐で発症したくも膜下出血 WFNS grade II 症例の内頚動脈 3D-DSA 正面像を後方から観察したもの．Pcom 分岐部より近位に血豆状動脈瘤を認める（矢印）．
C：ICA 外科的トラッピング術の術中写真．動脈瘤（AN）の近位と遠位をそれぞれ動脈瘤クリップで遮断し，Pcom と AChA を温存した．
ACA：前大脳動脈，MCA：中大脳動脈，OphA：眼動脈，AChA：前脈絡叢動脈，Pcom：後交通動脈．

2. 病変の近位端，遠位端とも頭蓋内で操作が容易な場合（図4）

破裂急性期の ICA 血豆状動脈瘤が当てはまります．近位端，遠位端ともクリップで閉塞し，意図した位置での短距離の母血管閉塞を行います．特に遠位端では精緻なクリップワークで後交通動脈への flow out を温存しますが，どうしても温存できない場合は再破裂防止を優先して AChA のみへの flow out を許容しなければならないことがあります．

3. 頭蓋内外に及び，眼動脈も巻き込む大型病変（図5）

側副血行をも絶って病変を治癒せしめるため，コイルによる母血管閉塞を行います．眼動脈を直達手術で直接確保することは難しい上，たとえ眼動脈を閉塞させても inferolateral trunk や meningohypophyseal trunk といった側副血行が治療後に開く可能性があるためです．病変が大型でコイルを巻き始めるスペースが十分あれば，瘤内のコイルをアンカーとして用いることで安定した母血管閉塞が行えます（**図 5A-E**）．

4.「3」と類似した条件だが，病変内でコイルを巻き始めるリスクが高い場合

外傷や解離のように病変の壁が脆弱な場合や，腫瘍に巻き込まれた ICA を sacrifice する場合はコイルを ICA 内から巻き始める必要があります．この際はなかなかアンカーがかからず，コイルが後交通動脈や AChA 起始部に飛び出したり，何度も巻き直したコイル塊で形成された血栓が遠位塞栓を来したりするリスクが上がります（**図 5F**）．このような場合は本症例で示したように（**図 2H**）後交通動脈近位で頭蓋内の ICA にクリップをかけると，これが

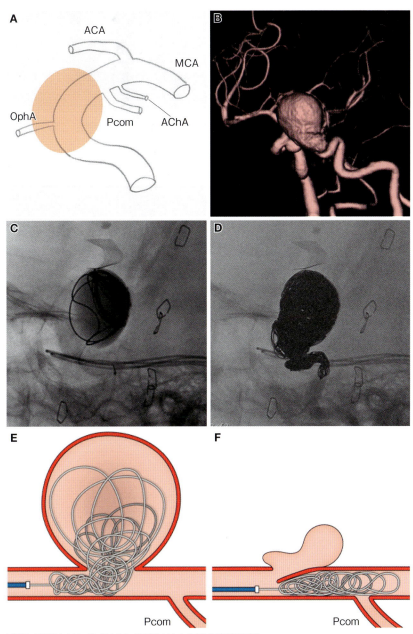

図5 頭蓋内外に及ぶ ICA 病変に対する母血管閉塞術

A：病変の模式図.
B：68歳女性. 頭痛, 嘔吐で発症したくも膜下出血 WFNS grade II 症例の 3D-CT angiography. 左 ICA C2-C3 部に最大径 30mm の巨大動脈瘤を認める.
C：コイルによる母血管閉塞術中の透視画像. First coil が瘤内に入って安定している.
D：母血管閉塞終了時の digital non-subtracted angiography. ICA は動脈瘤から C4 部に至るまで閉塞されている.
E：本症例の術式のシェーマ.
F：解離, 仮性瘤など病変からコイルを巻き始めることが困難な症例でのコイルの挙動. コイルが遠位に移動しやすい.
ACA：前大脳動脈, MCA：中大脳動脈, OphA：眼動脈, AChA：前脈絡叢動脈, Pcom：後交通動脈

アンカーとなってコイルが巻きやすくなるのみならず，コイルの遠位への移動やコイル塊からの遠位塞栓を防いでくれるため，虚血性合併症の極めて有効な予防手段となります．

5. 病変が AChA 起始部まで広がっているとき

AChA の閉塞は極めて重篤な神経脱落症状を引き起こします．ICA 遠位側にかけるクリップブレードを斜めに挿入するなどの工夫の余地はありますが，どうしても AChA を温存できないのであれば近位閉塞に留めざるを得ません．

Q 難治性 ICA 病変に対して，他に知っておくとよい工夫はありますか？

A フローダイバーターの普及に伴い，フローダイバーター治療を行っても制御できない，いわゆる failed flow diverter 症例が増えることが予想されます．このような症例でフローダイバーター内にコイルを詰めて母血管閉塞する場合，あらかじめ open-cell の動脈瘤用ステントを留置してそのストラットにコイルを絡めて効率的に閉塞する方法が提案されています[6]．また，working space さえあれば ICA はフローダイバーターごと動脈瘤クリップで遮断することができるという報告もあります[7]．AChA 温存のために近位閉塞で終わらざるを得ない症例に対しては，複数のバイパスを駆使して中大脳動脈，前大脳動脈領域には high flow bypass の血流を供給しつつ，ICA 動脈瘤には low flow bypass の血流を逆流させるにとどめることで動脈瘤を縮小させた報告もあります[8]．

謝辞：貴重な症例情報の提供をいただきました神戸市立医療センター中央市民病院脳神経外科・太田剛史先生に深謝申し上げます．

まとめ

● フローダイバーターが普及した現在においても，バイパス併用母血管閉塞術は ICA 難治性病変の治療として有用である．

● ICA の母血管閉塞術においては，確実な血流遮断と虚血性合併症防止のために，病変に応じた閉塞手段を採用する．

● 頭蓋内 ICA を動脈瘤クリップで遮断し，これをアンカーとしたコイルによる母血管閉塞を行うと，病変への確実な血流遮断と虚血性合併症防止を両立できる．

参考文献

1) 太田富雄：解離性脳動脈瘤，658-76.（松谷雅生ほか編：脳神経外科学 I 第 13 版，金芳堂，京都，2021）
2) 小野純一ほか：椎骨脳底動脈系解離性動脈病変の転帰決定因子　再出血に影響を及ぼす因子の検討．脳外誌 11：265-70，2002
3) Ohkuma H, et al: Subarachnoid hemorrhage caused by a dissecting aneurysm of the internal carotid artery. J Neurosurg 97: 576-83, 2002
4) 杉山拓ほか：クリッピング困難な内頚動脈瘤に対するバイパス併用手術．脳卒中の外科 44：183-8，2016
5) Murakami K, et al: Acute ischemic complications after therapeutic parent artery occlusion with revascularization for complex internal carotid artery aneurysms. Surg Neurol 71: 434-41, 2009
6) 木田波斗ほか：コイルとステントを併用した確実かつ迅速な母血管閉塞術．脳血管内治療 2：74-80，2023
7) Kato Y, et al: Visual impairment due to a large paraclinoid aneurysm treated with parent artery occlusion and bypass: a case report. J Stroke Cerebrovasc Dis 31: 106280, 2022
8) Hasegawa H, et al: Tailored flow sequestration treatment using high-flow and low-flow bypass for partially thrombosed giant internal carotid artery aneurysms- a technical case report. Neurosurg Rev 39: 699-705, 2016

6 コイル塞栓後の動脈瘤再発
— Coil compaction と Aneurysmal regrowth

疾患の区分 　**動脈瘤**　虚血性疾患　シャント疾患　その他
症例の区分 　**再 発**　合併症　**難症例**

症 例

43歳，右利き男性．

生活歴：建築会社で作業員として従事しており，ADLは自立している．

現病歴：仕事中に全身の強直性痙攣を来し，救急搬送された．病院到着時には痙攣は頓挫し，意識は回復していた．

入院時神経学的所見：閉眼しているが，おおむね通常の会話が可能．頭痛，嘔吐あり．神経学的脱落所見なし（WFNS grade II）．

神経放射線学的所見：頭部CTで右側優位のくも膜下出血を認める（図1A）．CT angiographyで右内頚動脈－後交通動脈（internal carotid artery-posterior communicating artery：IC-PC）分岐部に径11mmの動脈瘤を認めた．動脈瘤は後方向き，発達した後交通動脈が動脈瘤ネックから分岐し，右後大脳動脈のP1 segmentは低形成で，いわゆるfetal type posterior communicating arteryであった（図1B，C）．

 本症例の治療とその後の経過について教えてください．

右IC-PC分岐部動脈瘤の破裂によるくも膜下出血と診断しました．動脈瘤は大型，後方向きであり開頭クリッピング術のリスクは高いと考えカテーテルアシスト下でコイル塞栓術を行いました（図1D）．動脈瘤の完全閉塞所見が得られ，経過も良好で神経脱落症状なく退院，職場復帰しました．発症4カ月後には動脈瘤ネックに再発を認め（図1E），後交通動脈にステント〔Neuroform Atlas（日本ストライカー）〕を併用して瘤内塞栓の再治療を行いました（図1F）．しかしながら再治療の6カ月後（発症10カ月後）には再び動脈瘤の再発を認めました（図1G）．MRIで動脈瘤のサイズを比較すると，ambient cistern内で当初の11mmから17mmにまで動脈瘤は増大し右大脳脚の圧迫所見を認めました（図1H，I）．

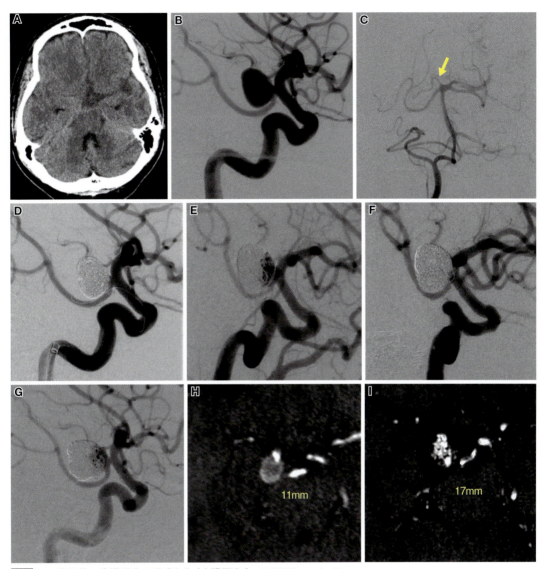

図1 43歳男性．痙攣発作で発症したくも膜下出血，WFNS grade II

A：頭部単純 CT で右側優位のくも膜下出血を認める．
B：右内頸動脈造影側面像で，IC-PC 分岐部に径 11mm の動脈瘤を認める．後交通動脈は発達している．
C：右椎骨動脈造影正面像で，右後大脳動脈 P1 segment は低形成である（矢印）．
D：後交通動脈に挿入したカテーテルアシスト下（PCA）で動脈瘤をコイル塞栓し，完全閉塞が得られた．
E：4 カ月後の脳血管撮影で，動脈瘤ネックの再発を認める．
F：後交通動脈に留置した Neuroform Atlas アシスト下に再塞栓を行い，動脈瘤の完全閉塞が得られた．
G：発症 10 カ月後の脳血管撮影で，動脈瘤ネックの再々発を認める．
H：発症時，コイル塞栓術前の MR angiography time-of-flight（TOF）画像．動脈瘤サイズは 11mm である．
I：動脈瘤再々発時の MR angiography TOF 画像．動脈瘤は 17mm まで増大している．

Q 2度目の動脈瘤再発を来したわけですが、どのように治療したらよいのでしょうか？

コイル塞栓後の動脈瘤再発パターンは、大きく分けてcoil compactionとaneurysmal regrowthがあります(図2A)。Coil compactionではコイル塊が縮小するものの動脈瘤の大きさ自体は変わらず、コイル塊縮小によって生じたスペースにもう一度コイル塞栓を追加して塞栓率を上げることで治癒することが多いです(図2B-D)。一方、aneurysmal regrowthはネック部分へのinflowによりコイル塊が移動することによる再発で、動脈瘤全体のサイズは大きくなります。この場合、追加塞栓だけでは更なる動脈瘤の再発増大を招くので治癒させることが困難です(図2E-H)[1,2]。最も効果的でシンプルな方法は開頭クリッピング術ですが、コイルが入った動脈瘤のクリッピング術は技術的に困難で、リスクが著しく高い場合は他の手段を取らざるを得ません。本症例もクリッピング術はリスクが高いと考え、side-wall conversion strategyとして浅側頭動脈−後大脳動脈(superficial temporal artery-posterior cerebral artery：STA-PCA)バイパス術併用で動脈瘤ネック＋後交通動脈起始部をコイル塞栓することとしました。

Point

Coil compaction と Aneurysmal regrowth の治療

コイル塞栓後再発動脈瘤に対して1回の追加塞栓術で以後の再発を防止できる症例は、coil compactionで80％程度、aneurysmal regrowthで15〜60％とaneurysmal regrowthで有意に低くなっています[1,2]。Aneurysmal regrowthでも2〜4度の再塞栓で動脈瘤がコントロールできる症例はありますが、このタイプは再発再塞栓のたびに動脈瘤サイズが大きくなって以後の治療がより困難になるため、他の治療オプションに切り替えるタイミングが問題になります。MRIのvessel wall imagingを用いてコイル塞栓後の動脈瘤再発を予測する試みがなされています[3]。

豆知識

コイル塞栓後再発動脈瘤のネッククリッピングの可否

コイル塞栓後再発動脈瘤のネッククリッピングの可否は、再発部の高さ＞2mmが大まかな目安となりますが、その他にもwide neck瘤やステントアシスト後ではクリッピングが困難となります[4,5]。ネッククリッピングのためにコイルを除去することは、一時遮断が長くなることやコイルと瘤壁の癒着により合併症リスクが高く、できれば避けたい手技です[6]。

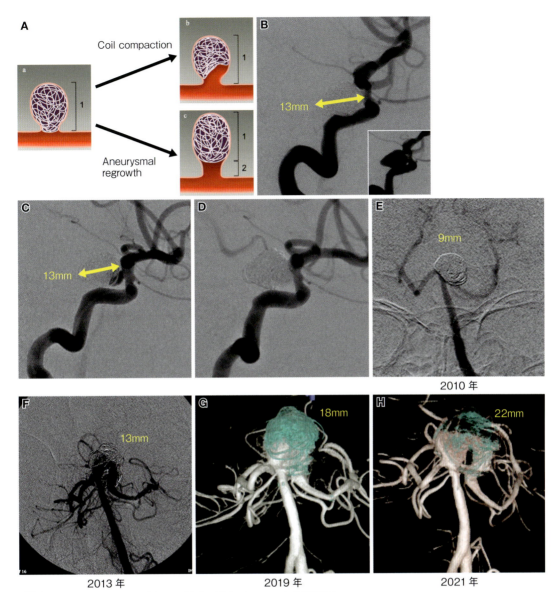

図2 コイル塞栓術後の動脈瘤再発様式に関するシェーマと症例提示

A：コイル塞栓術後の2通りの再発様式の模式図．Coil compaction では動脈瘤サイズが変わらずにコイル塊が変形しており，Aneurysmal regrowth ではコイル塊の先端方向への移動に伴い動脈瘤が増大している（文献1より改変）．

B：50歳女性．くも膜下出血で発症した破裂左内頸動脈傍鞍部大型動脈瘤（枠内挿入図）．瘤内塞栓術で完全閉塞が得られた．

C：1年後の脳血管造影で動脈瘤の再発を認める．動脈瘤サイズに変化はない．

D：再塞栓にて完全閉塞が得られ，以後2年間再発を認めない．

E：56歳男性．くも膜下出血で発症した破裂脳底動脈先端部動脈瘤．ワイドネック瘤のネックにやや残存を認めるが，ドームは塞栓されている．

F：3年後の脳血管造影で動脈瘤の再発を認める．コイルは変形し，動脈瘤サイズは13mmまで増大している．

G，H：以後2度の再塞栓を行ったがそのたびに再発し，発症11年後には動脈瘤は22mmまで増大した．

具体的な手術手技を教えてください．

 後交通動脈にステントが入っているため，アスピリン服用のまま手術を行いました（WEB▶）．術前に腰椎ドレーンを挿入しました．右上の supine lateral position, vertex down の体位で，question mark 型の皮切で前側頭部の皮弁と側頭筋を翻転しました（図3A）．右側頭開頭を行った後，小脳テントに沿った進入方向を確保するために錐体骨の後上方部を上半器官が露出するまで削除（lateral partial petrosectomy）しました（図3B）．続いてSTA前頭枝を10cm剥離しました．硬膜を開けて側頭葉を挙上しながら深部に進み，迂回槽のくも膜を切開し髄液を排出させました．迂回槽内を見上げると後大脳動脈P2部が観察できましたが，奥から手前に走行しており吻合困難と考え，少し径は細いですがP2から分岐する posterior temporal artery を recipient として10-0ナイロンでSTAを端側吻合しました（図3C, D）．Doppler と ICG videoangiography で良好な吻合状態を確認し，閉創しました．

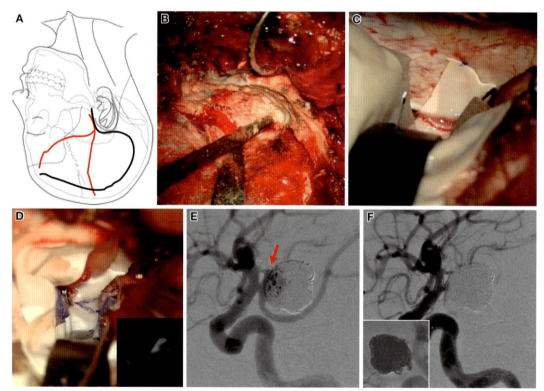

図3 図1の症例に対する術中，術後画像と手術戦略のシェーマ（その1）
A：皮膚切開とSTAの走行．STA前頭枝をドナーとして使うようにデザインした．
B：右側頭開頭後，錐体骨外側を部分切除した．
C：硬膜切開後に側頭葉を圧排して後大脳動脈から分岐する直後の後側頭動脈をレシピエントとして確保した．
D：STAと後側頭動脈を端側吻合した．ICG videoangiography でバイパスの開存を確認した（枠内挿入図）．
E：バイパス7日後に動脈瘤＋後交通動脈起始部の塞栓術を行った．動脈瘤ネックの再発を認める（矢印）．
F：ネックを完全に塞栓した後に後交通動脈起始部もコイルで閉塞させた．

バイパス術の7日後に，動脈瘤と後交通動脈の塞栓術を行いました．手術の1日前にプラスグレルを loading し抗血小板薬2剤の服用としました．後交通動脈に留置されている Neuroform Atlas のストラットを通過させて瘤内に誘導したマイクロカテーテルから動脈瘤ネックにコイルを詰めていき，カテーテル先端がステント内に押し出された時点でバルーンアシストにて後交通動脈もコイルで閉塞させました（図3E, F）．後交通動脈はいったんは完全閉塞しましたが，最後のコイルが切断後1ループ内頚動脈に逸脱しており，もう1本の Neuroform Atlas を内頚動脈に留置した際にコイル塊が少し移動したため順行性の血流がわずかに残存しました．最終の撮影では，右後大脳動脈領域の大部分はバイパスにより灌流されていました（図3G）．本症例の手術戦略のシェーマを図3H に示します．

　術後の経過は順調で，合併症なく独歩退院，職場復帰されました．くも膜下出血発症後12カ月にわたって増大を続けていた動脈瘤は，side wall conversion 治療後の18カ月間，再開通も再増大もなく良好に経過しています（図3I, J）．

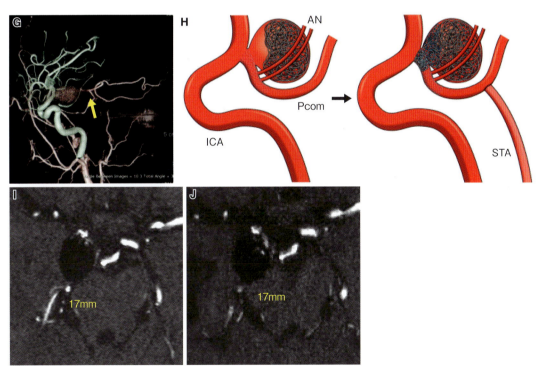

図3　（その2）
G：コイル塞栓術後の右内頚動脈，右外頚動脈それぞれの 3D-DSA を fusion させたもの．後交通動脈の順行性血流がわずかに再開したが，後大脳動脈領域のほとんどはバイパスにより灌流されている（矢印）．
H：本症例に対する治療戦略のシェーマ．
I：バイパス＋塞栓術直後の MR angiography TOF 画像．動脈瘤サイズは 17mm である．
J：バイパス＋塞栓術から1年後の MR angiography TOF 画像．コイル塊の変形は認めず，動脈瘤サイズは 17mm で不変である．
　AN：動脈瘤，ICA：内頚動脈，Pcom：後交通動脈，STA：浅側頭動脈．

Q コイル塞栓後再発動脈瘤を治療する際に留意する点を教えてください．

A コイル塞栓後はクリッピング術後に比較して動脈瘤の再発が多く，慎重なフォローアップが必要なことは周知の事実です．しかしながら，どの程度の造影剤流入が見られれば追加治療が必要かどうかは，流入部の形状やネックの広さ，コイル形状の変化，血栓の存在，破裂か未破裂かにも影響されるため，一概に決定できるものではありません．ただ，やはり破裂動脈瘤は未破裂動脈瘤に比較して再発に伴って再破裂するリスクが高いことと，初回の破裂点まで造影剤の流入が及んでいなくても再発時に別の箇所から破裂することがあることから，再治療の決断は早い傾向があります（図4）．

コイル塞栓後動脈瘤の1度目の再発時に著しい動脈瘤サイズ増大を来すことは稀であることから，暫定的に coil compaction であると考えて治療の安全性が高い追加コイル塞栓術を行うことが一般的です．したがって，2度目以降の再発のときに「追加塞栓を行っても再発」

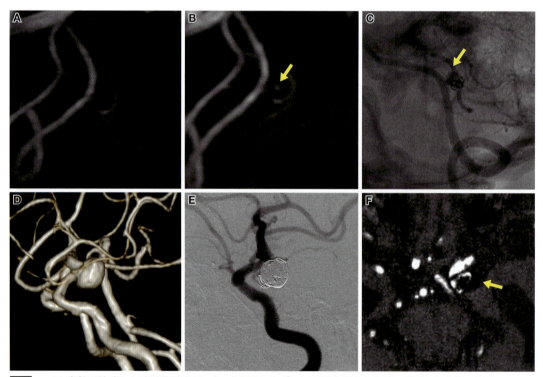

図4 コイル塞栓で治療した破裂動脈瘤が，ネック部分にわずかに再発を認めた直後に破裂した症例の提示
A：48歳女性．6年前に左椎骨動脈-後下小脳動脈分岐部動脈瘤破裂によるくも膜下出血を来し，コイル塞栓術で治療された．術後6年間 MR angiography TOF 画像では完全閉塞を維持している．
B：発症6年後にネックに小さな再発を認め（矢印），その1カ月後に動脈瘤破裂を来した．
C：左椎骨動脈造影では，以前挿入したコイル塊の隣に新たな動脈瘤成分の再発を認める（矢印）．
D：88歳女性．軽度の頭痛で発症した左 IC-PC 分岐部動脈瘤．
E：局所麻酔下にコイル塞栓術を行い，動脈瘤の完全閉塞を得た．
F：術後2年の MR angiography TOF 画像．ドーム先端部には血液の流入を認めず（矢印），ネックに部分的な再発を認めるのみである．この画像の3カ月後に動脈瘤再破裂を来した．

「動脈瘤サイズの明らかな増大」という条件が揃うことでaneurysmal regrowthのメカニズムに気づくことが多いと考えられます．Aneurysmal regrowthによる動脈瘤再発に対する理想的な治療は開頭クリッピング術ですが，それまでに相当量のコイルが密に充填されていることと，特に破裂歴のある動脈瘤に対してはネックに大きなスペースができるまで経過観察すると治療前に再破裂しかねないというリスクを考えると，ネッククリッピングはかなり難度が高く，本症例のようにコイル塞栓術と開頭術の利点を組み合わせた治療戦略が有効です．

動脈瘤のサイズ，再発部のサイズともに大きくないことから，コイル塞栓後の再治療の適応が悩ましい症例を提示します．48歳男性で，WFNS grade Iのくも膜下出血です．左IC-PCに4.1mmのネックが比較的狭い動脈瘤を認めました．後交通動脈はfetal typeでした（図5A）．全身麻酔下に瘤内のコイル塞栓術を行い，わずかにネック残存の状態で終了しました（図5B）．

1年後のMRAで再発が疑われたため脳血管撮影を行ったところ，ネック部分に1.5mm程度の再発を認めました（図5C）．追加のコイル塞栓は比較的低リスクで行えると考えましたが，コイルの変形がないためaneurysmal regrowthの要素がありそうなこと，後交通動脈がfetal typeで動脈瘤へのhemodynamic stressが強いこと，若年であることから，より根治的な治療であるクリッピング術を目指したいと考えました．ただその場合，コイル塞栓と再発を繰り返した場合は動脈瘤のサイズが大きくなりクリッピング術の難度が上がってしまいます．とはいえ現時点でのクリッピング術もネックの高さが1.5mmでは十分でなく，不完全閉塞のリスクがあると考えました．この時点ではネックの高さが2mmに届くまでを目安に経過観察の方針としましたが，この方針では再破裂のリスクが残り悩ましいところです．

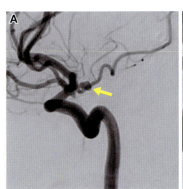 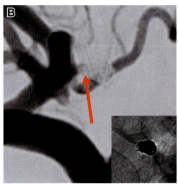 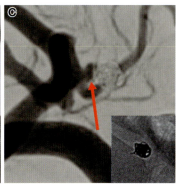

図5 48歳男性．頭痛で発症したくも膜下出血，WFNS grade I
A：左内頚動脈造影側面像で，IC-PC分岐部に径4mmの動脈瘤を認める．後交通動脈は発達している．
B：初回コイル塞栓術後の左内頚動脈造影側面像．わずかなneck remnantを認めるが（矢印）ドーム部分は閉塞している．
C：1年後のフォローアップ脳血管撮影で，高さ1.5mmほどの再発をネック部分に認める（矢印）．コイル塊の形状（挿入図）は，急性期治療後のものと比較して変化を認めない．

Q 難治性動脈瘤の治療において親血管の血流を変化させることの重要性について，具体的な治療方法を交えて教えてください．

まず，本症例と類似の治療戦略が一定の効果を示した症例を提示します．図2E-Hで示した症例の再掲になります．発症時56歳の男性で9mmの破裂脳底動脈先端部瘤によるくも膜下出血です．急性期にコイル塞栓術で治療し（図6A），以後2度の再発ごとにステントを用いながら再塞栓を行いましたが11年後には22mmまで増大しました（図6B）．ステント内狭窄を認めるため左後大脳動脈末梢の血流が動脈瘤内血流に依存していること（図6B），ネックに太い穿通枝があること（図6C）からinflow部分を追加塞栓することができません．そこで，最初に提示したIC-PC動脈瘤と同じ治療戦略で左PCAにSTAをバイパスし（図6D, E），ドーム部分にコイル塞栓を追加しました（図6F, G）．穿通枝を温存する必要があるため後大脳動脈起始部を密に塞栓することはできなかったのですが，それでもこれ以後は動脈瘤が増大を停止し2年経過しています（図6H）．バイパス血流が来たおかげで脳底動脈経由の左後大脳動脈の血流デマンドが減ったのが要因と解釈していますが，aneurysmal regrowthを防ぐには再発部を塞栓するよりも流入血流を減らすことが奏功することを示す症例です．

　動脈瘤治療に際して，親血管から動脈瘤に入る血流の向きや流量を変化させることで有効な結果に結びつけようとする手技を総称してflow alterationと呼びます．この中で近年普及が目覚ましいのがフローダイバーターで，主に未破裂動脈瘤の治療に用いられていますが破裂動脈瘤においても慢性期治療には適応がありますので，初回治療の再発時や急性期の意図的な動脈瘤の部分閉塞後に根治を目指す治療として有効です[7]．また，動脈瘤治療アシスト用closed-cell stentの特性を利用して動脈瘤基部の親動脈を直線化させることの有用性も報告されており[8]，当科では親血管の直線化が動脈瘤内の凝固-線溶系のバランスに影響したためか，血栓化動脈瘤の血栓が消失し瘤内塞栓が可能となった症例をも経験しています（図7）．冒頭の症例のようなバイパスを併用した分枝閉塞の戦略は，瘤から分枝が出ていると閉塞率が落ちてしまうフローダイバーターとの相性がよいと考えられます[9]．Flow alterationの戦略の中でも適宜バイパス術を併用して親血管の近位を閉塞して動脈瘤への直接のhemodynamic stressを減らしつつ，親血管への逆流で当該領域の血流を担保する方法をflow reversalと呼びますが，使用するバイパスの方法や血流の向きなどcase by caseの要素が多く，最近はcomputational fluid dynamics（CFD）を用いた予測も提唱されています[10]．

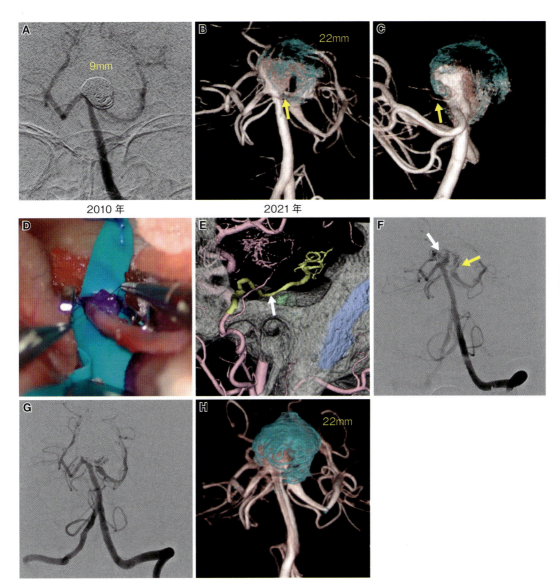

図6 56歳男性．くも膜下出血で発症した破裂脳底動脈先端部動脈瘤

A：発症時に9mmの動脈瘤に対してコイル塞栓術を行った．ワイドネック瘤のネックにやや残存を認めるが，ドームは塞栓されている．
B：以後，左後大脳動脈へのステントアシストを含む2度の塞栓術を行っているが，その都度再発を繰り返した．コイルは変形し，11年後に動脈瘤サイズは22mmまで増大している．左後大脳動脈ステント内に高度狭窄を認める（矢印）．
C：Bと同じ椎骨動脈3D-DSAの側面像．動脈瘤ネックのinflow zoneから穿通枝が分岐している（矢印）．
D：右STA-PCA吻合術の術中写真．
E：バイパス術後の右外頚動脈3D-DSA．STA（矢印）がバイパスを通して右後大脳動脈領域を灌流している．
F：バイパス術後，動脈瘤塞栓術前の左椎骨動脈造影正面像．Inflow zone（白矢印）とoutflow zone（黄矢印）にそれぞれ再発部を認める．
G：塞栓術後の左椎骨動脈造影正面像．わずかなoutflow側のネックを除いて動脈瘤は塞栓されている．
H：塞栓術2年後の椎骨動脈3D-DSAの正面像．動脈瘤の造影部分は少し拡大しているが，動脈瘤サイズは22mmを維持しており増大していない．

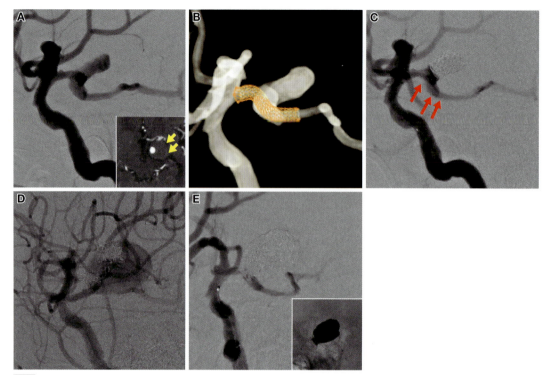

図7 痙攣発作，右半身不全麻痺で発症した82歳女性．親動脈血流の変化により動脈瘤内の凝固－線溶系が修飾された可能性がある症例

A：左内頸動脈造影にて左後交通動脈－後大脳動脈分岐部に動脈瘤を認める．造影剤が入る部分の最大径は6mmだが，血栓化部分を合わせると動脈瘤最大径は20mmである（矢印，枠内挿入図）．
B：本症例で使用した動脈瘤治療アシスト用ステントの予定走行図．遠位にEnterprise2 VRD（J&Jセレノバス事業部）を，近位にLVIS Jr.（テルモ）を展開した．
C：動脈瘤可視部のコイルによる閉塞後の血管造影画像．親動脈はステントにより伸展している（矢印）．
D：6カ月後の血管造影所見．動脈瘤内の血栓がほぼ消失しそのスペースに造影剤が充満している．
E：マイクロカテーテルをLVIS Jr.のストラットを通して瘤内に挿入し，コイルで完全閉塞した．以後2年間，動脈瘤再発を認めない．

謝辞：貴重な症例情報の提供をいただきました神戸掖済会病院脳神経外科・安田貴哉先生に深謝申し上げます．

まとめ

- コイル塞栓後脳動脈瘤の再発様式は，大きく分けてcoil compactionとaneurysmal regrowthがある．

- Aneurysmal regrowthを来した動脈瘤は再塞栓後も難治性になりやすく，直達手術を含めた個々の対応が必要になる．

- デバイスや画像診断の進歩が，今後コイル塞栓後脳動脈瘤の治療予後改善に貢献していく可能性がある．

参考文献

1) Dorfer C, et al: Management of residual and recurrent aneurysms after initial endovascular treatment. Neurosurgery 70: 537-54, 2012
2) Yu L, et al: Management of recurrent intracranial aneurysms after coil embolization: a novel classification scheme based on angiography. J Neurosurg 131: 1455-461, 2019
3) Hara T, et al: Association of circumferential aneurysm wall enhancement with recurrence after coiling of unruptured intracranial aneurysms: a preliminary vessel wall imaging study. J Neurosurg 138: 147-53, 2023
4) Owen CM, et al: Microsurgical management of residual and recurrent aneurysm after coiling and clipping: An experience with 97 patients. Neurosurgery 62: 92-102, 2015
5) Minh T, et al: Neurosurgical management of intracranial aneurysms following unsuccessful or incomplete endovascular therapy. Br J Neurosurg 20: 306-11, 2006
6) Daou B, et al: Clipping of previously coiled cerebral aneurysms: efficacy, safety, and predictors in a cohort of 111 patients. J Neurosurg 125: 1337-43, 2016
7) Brinjikji W, et al: Treatment of ruptured complex and large/giant ruptured cerebral aneurysms by acute coiling followed by staged flow diversion. J Neurosurg 125: 120-7, 2016
8) Ishii A, et al: Contribution of the straightening effect of the parent artery to decreased recanalization in stent-assisted coiling of large aneurysms. J Neurosurg 127: 1063-9, 2017
9) Tanabe J, et al: Staged hybrid techniques with straightforward bypass surgery followed by flow diverter deployment for complex recurrent middle cerebral artery aneurysms. Front Surg 9: 824236, 2022
10) Nakatomi H, et al: Giant fusiform and dolichoectatic aneurysms of the basilar trunk and vertebrobasilar junction-clinicopathological and surgical outcome. Neurosurgery 88: 82-95, 2020

7 大型，血栓化，紡錘状動脈瘤
安全性と治療効果の両立を目指して

疾患の区分 動脈瘤 虚血性疾患 シャント疾患 その他
症例の区分 再発 合併症 難症例

症例

77歳女性．

生活歴：農業に従事している．

既往歴：腰部脊柱管狭窄症の既往があり，歩行はシルバーカーに依存している．高血圧にて降圧薬内服中．

現病歴：1カ月前から歩行が以前と比べて不安定となり，右口角が下垂してきて食事をよくこぼすようになった．近医を受診し，頭部MRIで後頭蓋窩に脳幹を圧迫する腫瘤性病変を認めたため，当科紹介となった．

入院時神経学的所見：意識清明，右顔面麻痺，右小脳失調あり，右指鼻試験で示指の動揺と測定障害を認めた．

神経放射線学的所見：頭部MRIで右小脳橋角部に13mmの腫瘤性病変を認め脳幹圧迫あり周囲に浮腫を認める（図1A）．頭部MRAではこの病変が動脈瘤であることが示唆される．頭蓋内の左椎骨動脈（vertebral artery：VA）は低形成である（図1B）．脳血管撮影では右V4部に動脈瘤を認め，MRI所見との比較では動脈瘤の外壁に近い部分に少し血栓化があると考えられた（図1C）．3D回転脳血管撮影を含めた精査では，後下小脳動脈は動脈瘤の近位に存在し，左VAは閉塞しており順行性の血流を認めなかった．また，動脈瘤は右VAのfenestration分岐部に存在した（図1D）．

本症例の診断と治療方針を教えてください．

診断は右VAの症候性大型血栓化動脈瘤で，明確なネックを持たない紡錘状動脈瘤です．腫瘤としての性質を持ち，脳幹を圧迫し浮腫を来しているため，何らかの治療を行わないと神経学的予後は不良です．また，日本人の未破裂動脈瘤破裂リスクを評価するUCASスコアは9点で，向こう3年間の破裂リスクは17%以上に及びます[1]．

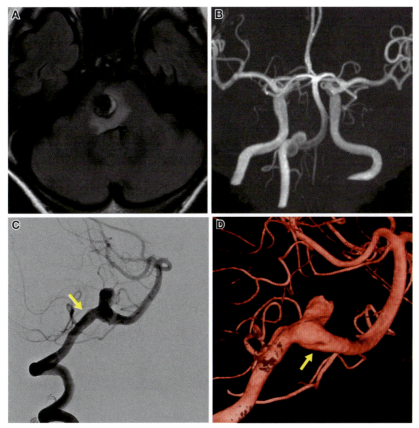

図1 77歳女性．失調，右顔面麻痺で発症した右VA大型動脈瘤
A：MRI FLAIR画像で13mmの橋右側を圧迫する占拠性病変を認める．周囲に浮腫を認める．
B：MRAでは右VA大型動脈瘤を認める．左VAは低形成である．
C：右VA造影で大型動脈瘤を認める．造影部分の大きさは11mmでMRI画像より少し小さい．右後下小脳動脈は動脈瘤の近位から分岐している（矢印）．
D：3D-DSAでは，VAは窓形成しており，動脈瘤はVAの窓形成が始まる部分から起始している．

　ネッククリッピングやコイル塞栓術が困難な動脈瘤，かつ対側のVAが閉塞しているので，動脈瘤を制御する効果的な手段はバイパス併用母血管閉塞かフローダイバーター治療と考えました．年齢や術前のADLからは後頭蓋窩のバイパス術は侵襲が大きすぎて不適と考えましたので，フローダイバーター治療を行うこととしました．

Q 治療の実際と術後の経過はいかがだったでしょうか？

 全身麻酔で右大腿動脈からバルーン付ガイディングカテーテル（8Fr Cello，日本メドトロニック）を右鎖骨下動脈に留置しました．フローダイバーター留置用のDistal access catheterが頚部VAのループを越え，かつ操作が容易になるように，右橈骨動脈からgoose neck snareを挿入しCelloをつかんで安定させました（図2A）．後方循環系の

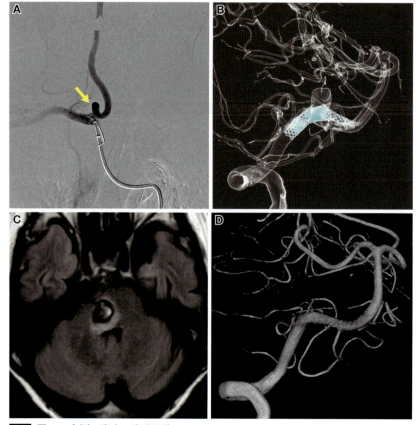

図2 図1の症例の術中，術後画像

A：右VA起始部の屈曲（矢印）を越えてDistal access catheterを遠位に進めるために，8Fr Cello（バルーン付きガイディングカテーテル）を右橈骨動脈から挿入したGoose Neck Snareでつかんで安定させている．
B：動脈瘤ネックの遠位，近位VAを十分カバーするように，遠位にPipeline 5.0mm×35mm，近位にPipeline 5.0mm×30mmを留置した．ネック直下ではPipelineをoverlapさせている．
C：術後1年でのMRI FLAIR画像で，動脈瘤は血栓化しており周囲浮腫は著明に軽減している．
D：術後1年での3D-DSAで動脈瘤の造影は完全に消失している．

フローダイバーター留置においてはVAの径が小さい関係上，大口径のガイディングカテーテル留置を鎖骨下動脈に留めることが多いです．Pipeline 5.0mm×35mm（日本メドトロニック）とPipeline 5.0mm×30mmを一部オーバーラップさせて動脈瘤の遠位と近位を十分にカバーするように留置しました（図2B）．術後から失調と顔面麻痺は改善傾向となり，1カ月後には発症前と同等のADLまで回復しました．1年後のMRIでは脳幹の浮腫は軽減しており（図2C），脳血管撮影でも動脈瘤陰影は消失しました（図2D）．

> **豆知識**
>
> **日本人の未破裂動脈瘤の3年間破裂率**
>
> 日本で2000〜2004年に登録された約6,600個の未破裂脳動脈瘤の観察研究であるThe Unruptured Cerebral Aneurysm Study（UCAS）のデータを用いて，日本人の未破裂脳動脈瘤破裂リスクモデルが構築され，破裂リスク計算式が作成されました[1]．年齢，性別，高血圧，動脈瘤サイズ，動脈瘤の場所，daughter sacによって破裂リスクをスコア化し，3年間の破裂リスクを見積もることができます．特に動脈瘤サイズが10〜20mm，20mm以上には非常に高いスコアが付与されており，大きなサイズの未破裂動脈瘤の破裂リスクが特に高くなることが分かります．

Q 大型血栓化動脈瘤でフローダイバーターが使えないとき，どのような治療の選択肢がありますか？

A 以下に2症例を提示します．

1. 大型血栓化 VA 動脈瘤

　52歳男性で，歩行障害と軽度の嚥下障害で発症した左VAの大型血栓化動脈瘤です（**図 3A**）．VAが全周性に瘤化しており，動脈瘤径は22mmでした．対側のVAは著しく低形成で（**図 3B**），動脈瘤制御のためにはバイパス併用母血管閉塞かフローダイバーター治療と考えましたが，本症例の特徴は瘤のほとんどが血栓化している点です（**図 3B, C**）．このような動脈瘤は増大，再発に vasa vasorum からの血流が関与している可能性が高いため[2,3]，動脈瘤血流と vasa vasorum の血流を遮断するためにクリップを使った母血管閉塞をバイパス併用で行うこととしました．手術では左外側後頭下開頭と合併錐体骨切除を併用し（**図 3D**），浅

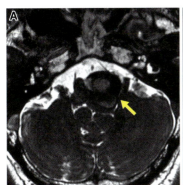 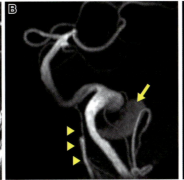 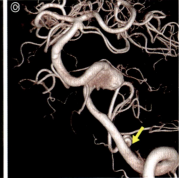

図3 52歳男性．軽度の歩行障害，嚥下障害で発症した左VA動脈瘤（その1）
A：MRI FIESTA画像で左延髄外側を圧迫する占拠性病変を認める．
B：MR angiographyでは瘤の大部分は血栓化している（矢印）．右VAは低形成である（矢頭）．
C：3D-DSAでは瘤の造影部分はわずかである．後下小脳動脈は瘤の近位から分枝している（矢印）．

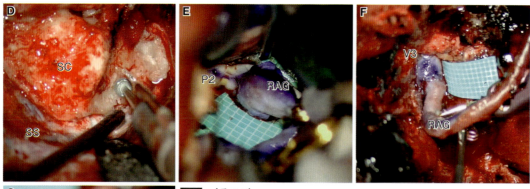

図3 （その2）
D-G：左V3-RAG-P2バイパス併用母血管閉塞術の術中写真．
D：左combined transpetrosal approachでP2への術野を確保するためにpetrous ridgeを削除している．
E：左後大脳動脈P2 segment (P2) にRAGを端側吻合した．
F：左V3部にRAGを端側吻合した．
G：動脈瘤近位のVAを動脈瘤クリップで遮断した．
SC：semicircular canal，SS：sigmoid sinus，RAG：椎骨動脈グラフト．

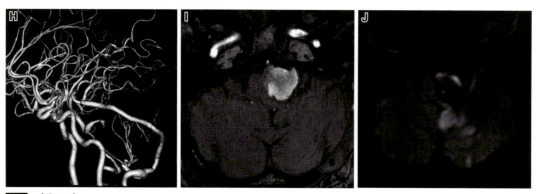

図3 （その3）
H：術後の3D-CT angiographyでバイパスは開存しており，動脈瘤の造影は消失している．
I：術後1週間のMRA TOF画像で動脈瘤の血栓化が進んでおり，動脈瘤径は18mmに縮小している．
J：術後2週間で体幹失調が出現し，MRI DWIでは小脳虫部と左小脳半球内側に虚血病変を認める．

側頭動脈－上小脳動脈（STA-SCA）バイパスとV3－橈骨動脈グラフト－後大脳動脈P2（V3-RAG-P2）バイパスを行った上で（図3E, F），後下小脳動脈分岐部の遠位，動脈瘤のすぐ近位VAを動脈瘤クリップで遮断しました（図3G）．動脈瘤の遠位VAは露出が困難だったため近位閉塞としました．術後1週間でのCT angiographyで動脈瘤内血流は消失しており（図3H），瘤内は血栓化してサイズは18mmに縮小しました（図3I）．術後2週間して後下小脳動脈領域の脳梗塞が出現しましたが幸い症状は軽度で，3カ月後には術前の歩行障害，嚥下障害を含め，全ての症状が改善しました（図3J）．以後，動脈瘤のサイズは不変で神経症状の

出現もないため，現状は動脈瘤の遠位の治療は行わずに経過観察中です．

2. 未破裂大型血栓化前交通動脈瘤

　遠位の動脈瘤では，ネッククリッピングが可能なものもあります．症例は62歳男性で，頭痛の精査で発見された前交通動脈の未破裂大型血栓化動脈瘤です（図4A，B）．動脈瘤の最大径は19mm，動脈瘤の上半分が血栓化していました（図4B，C）．右前大脳動脈A1部は低形成でした（図4A）．血流遮断下に血栓を除去してからネッククリッピングする治療戦略を考えましたが，遮断が長時間となるため血行再建を併用することにしました（WEB▶）[4]．Anterior interhemispheric approachを行い，まず脳梁上でA3-A3側側バイパスを行いました（図4D）．次に左浅側頭動脈本幹 – 橈骨動脈グラフト – 前大脳動脈（A2からの分枝，STA-RAG-A2）バイパスを行い，これで両側前大脳動脈遮断時に両側の前大脳動脈領域をバイパス血流が灌流するようになりました（図4E，F）．優位側A1，両側A2を遮断し，非有意側A1は穿通枝の血流温存のために開いたままとして（図4G）動脈瘤を切開し，血栓を除去してから3本のクリップで動脈瘤を閉塞しました（図4H，I）．術後，動脈瘤の造影は消失し合併症もなく自宅退院となりました（図4J）．

Q 動脈瘤が血栓化することによる周囲組織や治療効果への影響を教えてください．

　血管内治療は即座に動脈瘤内血流を完全に遮断するわけではなく，治療後に瘤内に残存する血液の血栓化が動脈瘤の治癒のためには必要です．この場合，血栓化は動脈瘤の治療に望ましい影響を与えています．しかしながらそれ以外のほとんどの条件では，

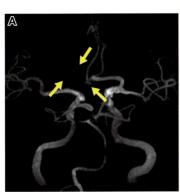
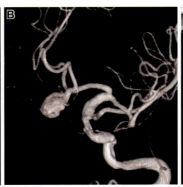
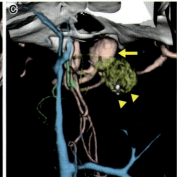

図4　62歳男性．頭痛の精査で発見された前交通動脈の未破裂大型血栓化動脈瘤（その1）
A：MR angiographyでは前交通動脈に右側に突出する動脈瘤が疑われる（矢印）．右前大脳動脈A1部は低形成である．
B：3D-DSAで前交通動脈瘤を認めるが，MRIで描出されるものよりも造影部分は小さい．
C：3D-CT angiographyの動脈相と静脈相をfusionさせて両側前頭開頭での術野ビューを作成している．図の上が尾側，下方が頭側である．動脈瘤の造影部分（矢印）と血栓化部分（矢頭）が描出されており，両方を合わせた動脈瘤径は19mmである．

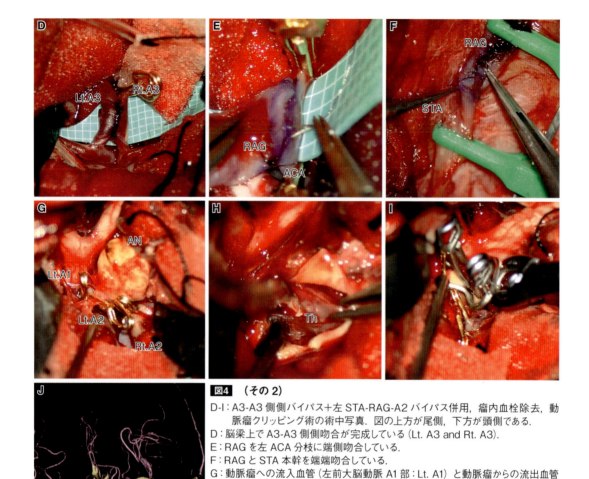

図4 （その2）

D-I：A3-A3側側バイパス＋左STA-RAG-A2バイパス併用，瘤内血栓除去，動脈瘤クリッピング術の術中写真．図の上方が尾側，下方が頭側である．
D：脳梁上でA3-A3側側吻合が完成している（Lt. A3 and Rt. A3）．
E：RAGを左ACA分枝に端側吻合している．
F：RAGとSTA本幹を端端吻合している．
G：動脈瘤への流入血管（左前大脳動脈A1部：Lt. A1）と動脈瘤からの流出血管（両側前大脳動脈A2部：Lt. A2 and Rt. A2）を遮断している．右前大脳動脈A1部は低形成である．
H：動脈瘤を切開し，血栓（Th）を摘出している．
I：血栓を全て摘出した後，3本のクリップを用いて動脈瘤ネックを閉鎖した．
J：術後3D-CT angiography．動脈瘤は消失しバイパスは開存している（黄血管）．
AN：動脈瘤，STA：浅側頭動脈，RAG：橈骨動脈グラフト．

血栓化が起こることで動脈瘤の自然経過，もしくは治療効果に悪影響を来すことが多いです．

まず血栓化動脈瘤は血管内治療による瘤内塞栓を行うとコイルが血栓部分にmigrateすることで高率に再発することが知られています．ステント併用の塞栓術が行われるようになっても治療成績は満足のいくものではなく，フローダイバーターが導入されてようやく成績良好例が出てきました．しかしながらフローダイバーターを留置してもvasa vasorumからの壁内出血と血栓増大の機序で動脈瘤の増大がコントロールできない例もあり，血栓化動脈瘤は依然として血管内治療の苦手な動脈瘤と言えます[2, 3]．

次に自然経過で大部分が血栓化した動脈瘤は，母血管を閉塞させただけではmass effectが減弱しにくく，また動脈瘤のサイズが変化しなくても急激な血栓化は動脈瘤壁の炎症と相まって圧迫症状を急激に悪化させることも多いです．図5に眼瞼下垂が出現してから2日の

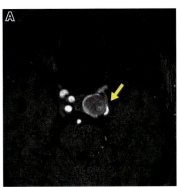 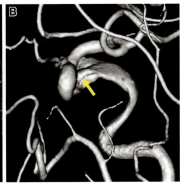 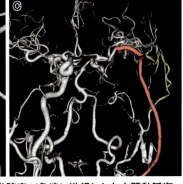

図5 74歳女性．3日間で眼瞼下垂，全方向の眼球運動障害，顔面の感覚障害が急速に進行した左内頚動脈海綿静脈洞部動脈瘤の症例
A：MRA TOF 画像で左内頚動脈海綿静脈洞部大型動脈瘤を認める．
B：脳血管造影を行うと，動脈瘤はほとんどが血栓化しており造影されない．親血管は動脈瘤に圧迫されて扁平化しており，特に遠位内頚動脈（矢印）の短径は1mmである．
C：左外頚動脈−橈骨動脈グラフト−中大脳動脈バイパス術併用頚部内頚動脈結紮術後の 3D-CT angiography でバイパスの開存と動脈瘤造影の消失を認める．

間に全方向の眼球運動障害，顔面の感覚障害まで急速に症状が進行した74歳女性の左内頚動脈海綿静脈洞部動脈瘤を示します．大型の瘤であるにもかかわらず，ほとんどの部分が血栓化しており血管造影で視認できる部分はほぼわずかです**(図5A, B)**．遠位内頚動脈が扁平化していること，カテーテル操作に手間取ると瘤内の血栓を掻き出しかねないことからフローダイバーター留置術のリスクが高く，2週間後にバイパス併用母血管閉塞を行いましたが**(図5C)**，症状は眼瞼下垂がわずかに改善したのみでした．

さらに，フローダイバーター治療の稀ながら重大な合併症として治療後の遅発性動脈瘤破裂がありますが，この現象にも動脈瘤の血栓化とそれに伴う動脈瘤壁の脆弱性が関与している可能性があります[5]．また，脳動脈瘤の中で最も予後が悪く治療困難な脳底動脈の giant dolichoectatic aneurysm の増大，破裂に動脈瘤壁内血栓が関与しています[6]．

 大型，血栓化，紡錘状といった治療困難な動脈瘤に対する治療に最新の画像検査が貢献できる例を教えてください．

 母血管閉塞を併用した紡錘状動脈瘤の治療において，Computational fluid dynamics（CFD）を用いたシミュレーションが有用だった症例を紹介します[7]．

70歳の女性で，VA 合流部の未破裂紡錘状動脈瘤が無症候ながら経時的に増大するため，横径が11mmに達した時点で治療することにしました**(図6A)**．治療は脳底動脈から一側のVAにかけて動脈瘤治療用ステントである LVIS（テルモ）を留置し，紡錘状動脈瘤のドームをコイルで塞栓し，さらに対側の VA は動脈瘤の増大，再発を防ぐために母血管閉塞することにしました．この治療戦略を採用するにあたり，左右どちらのVAを閉塞したほう

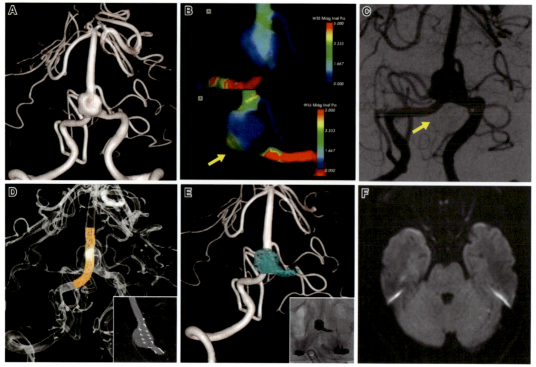

図6 70歳女性．経時的に増大するVA合流部の未破裂紡錘状動脈瘤
A：3D-DSAでVA合流部に横径11mmの紡錘状動脈瘤を認める．
B：左右のVAをそれぞれ閉塞させたときの血行動態についてのCFDシミュレーションでWall Shear Stressを示す．上段（左VA閉塞）と比較して下段（右VA閉塞）のほうが局所的にWall Shear Stressが高い（矢印）．
C：脳血管撮影を詳細に見ると，右VAから前脊髄動脈が分枝している（矢印）．
D：3D-DSAに脳底動脈から右VAにかけてVirtual stentを置いた図．挿入図に実際のLVISステントのCone beam CTを示す．
E：LVIS留置，動脈瘤内コイル塞栓から左VA閉塞治療後の3D-DSA．
F：術後のMRI DWIでは橋から中脳にかけて虚血病変を認めない．

が治療効果が高いかを判定するために，CFDを用いてシミュレーションを行いました（**図6B**）．左右それぞれのVAを閉塞したモデルを分析すると，右VAを閉塞すると瘤内の壁面せん断応力（Wall Shear Stress）が局所的に高いことがわかりました（**図6B下段**）．Wall Shear Stressが高い部分が残るほうが再発しやすいと考え，前脊髄動脈が右VAから分岐していることもあり（**図6C**），左VAを閉塞させることにしました[8]．

実際の治療では両側のVAにガイディングカテーテルを留置し，脳底動脈から右のVAにかけてLVIS 4.0mm×22mmを留置しました（**図6D**）．その後，左VAからマイクロカテーテルを右側のドームに留置し，瘤を右から左に詰め戻りながら最終的に左VAを閉塞しました（**図6E**）．術後は瘤内にわずかな造影剤の流入を認めますが動脈瘤は増大なく経過しています．

ただ，本症例は術後より左半身の異常感覚，左下肢の温痛覚低下，軽度の右小脳失調が出現しました．MRIでは虚血病変を認めませんが（**図6F**），神経学的には橋背側での機能障害

が示唆されますので，当該領域の穿通枝の血流障害を来している可能性があります．椎骨脳底動脈系の母血管閉塞では，閉塞後の穿通枝や分枝血管への影響が予測しづらく，予期せぬ虚血性合併症を来すことがあります．

まとめ

● 大型，血栓化，紡錘状といった特殊な動脈瘤は，自然経過の予後も不良だが治療リスクも高いため，安全性と治療効果のバランスを考慮して治療を選択する．

● 血栓化動脈瘤は血管内治療の効果が乏しいことが多く，直達手技による血栓の除去やクリップによる母血管閉塞も選択肢となる．

● 母血管閉塞による穿通枝や分岐血管の血行動態の変化は予測しがたく，予想外の合併症が出現し得る．

参考文献

1) Tominari S, et al: Prediction model for 3-year rupture risk of unruptured cerebral aneurysms in Japanese patients. Ann Neurol 77: 1050-9, 2015

2) Iihara K, et al: Continued growth of and increased symptoms from a thrombosed giant aneurysm of the vertebral artery after complete endovascular occlusion and trapping: the role of vasa vasorum. Case report. J Neurosurg 98: 407-13, 2003

3) Dehdashti AR, et al: Symptomatic enlargement of an occluded giant carotid-ophthalmic aneurysm after endovascular treatment: the vasa vasorum theory. Acta Neurochirur（Wien）151: 1153-8, 2009

4) Inoue T, et al: Revascularization of the anterior cerebral artery with an A3-A3 anastomosis and a superficial temporal artery bypass using an A3-radial artery graft to trap a giant anterior communicating artery aneurysm: Technical case report. Neurosurgery 57［ONS Suppl 1］: E207, 2005

5) Kulcsár Z, et al: Intra-aneurysmal thrombosis as a possible cause of delayed aneurysm rupture after flow-diversion treatment. AJNR Am J Neuroradiol 32: 20-5, 2011

6) Nasr DM, et al: Imaging characteristics of growing and ruptured vertebrobasilar non-saccular and dolichoectatic aneurysms. Stroke 47: 106-12, 2016

7) 鈴木貴士ほか：最注目"WSS"を知る，99-106,（山本誠総監修：基礎からよくわかる実践的 CFD（数値流体力学）入門 脳血管編. メディカ出版，大阪，2017）

8) Mori T, et al: A vertebrobasilar junction aneurysm successfully treated with a combination of surgical clipping and flow diverter placement based on the results of computational fluid dynamics analysis. J Neurosurg Case Lessons 7: CASE23736, 2024

2 章

虚血性疾患の
包括的治療選択

1 CEA, CASの周術期合併症
Tandem lesionとhyperperfusionにまつわるピットフォール

疾患の区分　動脈瘤　**虚血性疾患**　シャント疾患　その他
症例の区分　再　発　**合併症**　難症例

症例

68歳男性.

生活歴：現役の大工.

既往歴：高血圧，脂質異常症にて内服加療中.

現病歴：1カ月前から時々左上下肢のしびれを自覚するようになった．また，1週間前からは左上肢の脱力発作を2度経験した．近医を受診し，頭部MRIで右大脳半球に脳梗塞を疑う所見を認めたため，当科紹介となった．

入院時神経学的所見：意識清明，四肢の筋力低下は認めない．左上下肢に軽度のしびれあり．

神経放射線学的所見：頭部MRIで右大脳半球の前大脳動脈-中大脳動脈の分水嶺に時相の異なる多発性虚血病変を認める（図1A）．頭部MRAでは右中大脳動脈の複数の分枝に多発性の閉塞，狭窄を認め同領域の血管描出が不良なほか，後方循環も脳底動脈本幹を含め多発性の動脈硬化性病変を認める（図1B）．頚部MRAでは右頚部内頚動脈起始部に中等度狭窄を認め（図1C），同部位のプラークはCT angiographyでは石灰化として確認される（図1D）．脳血管撮影では右頚部内頚動脈起始部に70％狭窄を認める（図1E）．また，右総頚動脈造影側面像では，中大脳動脈 M2 inferior trunkの複数の分枝に造影遅延を認める（図1F）．MRI灌流画像では，M2 inferior trunk領域にmean transit timeの延長を認める（図1G）．

Q 本症例の診断と治療方針を教えてください．

本症例は分水嶺梗塞を来しているため，診断としては右内頚動脈狭窄によるA to A embolismとしました．M2 inferior trunkの所見から，内頚動脈からの塞栓子がその分枝を閉塞させ慢性化したもの，もしくは動脈硬化性変化によるものと考えました．症

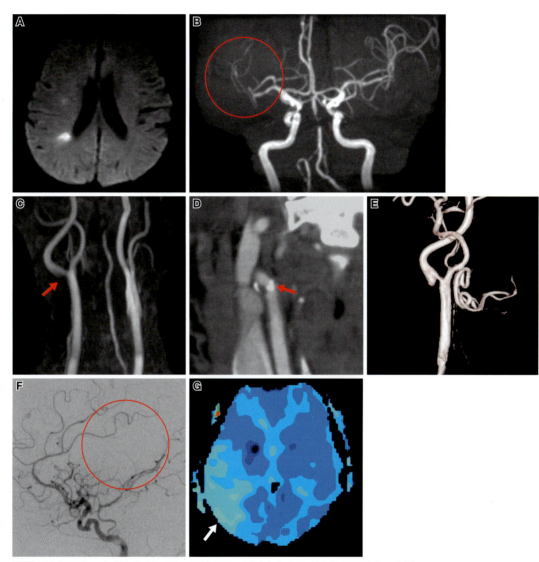

図1 68歳男性．左上下肢のしびれ，脱力発作で発症した右頚部内頚動脈狭窄の症例

A：頭部 MRI DWI 画像で右大脳半球の前大脳動脈-中大脳動脈の分水嶺に時相の異なる多発性虚血病変を認める．
B：頭部 MRA では右中大脳動脈の複数の分枝に多発性の閉塞，狭窄を認め同領域の血管描出が不良である（赤丸）．また後方循環も脳底動脈本幹を含め多発性の動脈硬化性病変を認める．
C：頚部 MRA では右頚部内頚動脈起始部に中等度狭窄を認める（矢印）．
D：頚部 CT angiography では狭窄部位のプラークは石灰化として確認される（矢印）．
E：3D-DSA では右頚部内頚動脈起始部に 70％狭窄を認める．
F：右総頚動脈造影側像では，M2 inferior trunk の複数の分枝に造影遅延を認める（赤丸）．
G：MRI 灌流画像では，M2 inferior trunk 領域に mean transit time の延長を認める（矢印）．

候性の同側頚部内頚動脈 70％狭窄ですので，脳梗塞再発予防のための血行再建術の適応と考えました．頚動脈内膜剥離術（carotid endarterectomy：CEA）ハイリスク項目もなく[1, 2]，プラークに強い石灰化も認めたため，右 CEA を行うこととしました．

豆知識

CEAのリスク評価

代表的なものにSundtのCEA risk gradingがあります[2]．これはCEAのリスクをangiographically defined, medical, neurologicalの3種類に分けて周術期morbidity/mortalityを評価するものです．どのリスクも有しない群（grade I）の1%未満と比較して，神経症状が不安定でneurological riskを有するもの（grade IV）では8.5%，neurological riskがない中で虚血性心疾患や慢性閉塞性肺疾患などのmedical riskを有するもの（grade III）では4.0%，対側閉塞やsiphon stenosis，高位病変などのangiographically defined riskのみ有するもの（grade II）では1.8%の周術期合併症を来すとされています．これは現在のCEAの経験においても体感される内容になっているとともに，特にこれらのハイリスク症例に対する頸動脈ステント留置術（carotid artery stenting：CAS）の優位性や非劣性を論じる元となっています[3]．

Q 治療の実際と術後の経過はいかがだったでしょうか？

術前に服用していたアスピリンは当日朝まで継続して手術を行いました．術中モニタリングとして体性感覚誘発電位（sensory evoked potential：SEP）を装着しました．全身麻酔で頸部を伸展かつ対側に回旋して固定しました．縦の皮膚切開を用い，型通り胸鎖乳突筋の前縁から頸動脈鞘に至ってこれを切開し，総頸動脈，内頸動脈，外頸動脈の起始部を露出しました（図2A）．この症例が行われた施設では当時，試験遮断でSEPの振幅が50%を下回らなければ内シャントを用いずに内膜剥離を行う，いわゆるelective shuntの方針をとっていました．そのため，全身ヘパリン化の後，総頸動脈，内頸動脈，外頸動脈の三方遮断で2分間SEPを観察して振幅の低下を認めないことを確認し，内シャントを用いずに内膜剥離術を行いました．プラークは一部石灰化部分が中膜に浸潤していましたが丁寧に剥離し，遠位部の正常内膜断端もスムーズで，血管縫合の後に問題なく血流再開しました（図2B）．血流遮断中はSEPの振幅は全く減衰しませんでした．

集中治療室で鎮静・挿管のまま管理し，翌朝にCT angiographyで頸動脈分岐部にトラブルがないことを確認して鎮静を中止し抜管しましたが（図2C），直後に左顔面麻痺と構音障害を認めました．MRIを撮影するとM2 inferior trunk領域に選択的に新規の多発性虚血病変を認めました（図2D）．新規虚血病変がM2 inferior trunk領域に限局していることから術操作による遠位塞栓が原因とは考えにくく，内シャントを使用しなかったことによる順行性の血流低下が，右大脳半球全体としては機能低下の閾値を下回らなかったものの，元々灌流が落ちていた領域でのみ選択的に血行力学的脳虚血を来し，それを術中のSEPが検出できなかった，という機序によるものと推察しました．

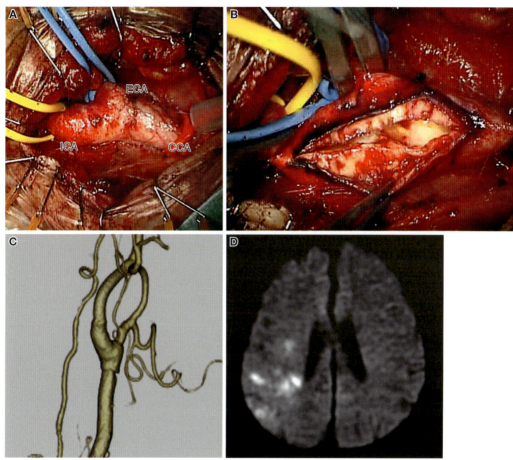

図2 図1の症例の術中，術後画像
A：頸部の皮膚切開から胸鎖乳突筋前縁を剥離して内頸動脈（ICA），総頸動脈（CCA），外頸動脈（ECA）を露出させたところ．
B：血流遮断後，プラークを剥離している．内シャントは使用していない．
C：術翌日の頸部 3D-CT angiography で頸部内頸動脈は良好に開通している．
D：術翌日の MRI DWI で右 M2 inferior trunk 領域に新規の脳虚血病変が出現している．

Q 本症例では術前の M2 inferior trunk 領域の低灌流が術後脳梗塞のリスクとなっていましたが，治療対象である頸部内頸動脈より遠位にも閉塞狭窄を認める場合，いわゆる tandem lesion の CEA リスクはどのように考えればよいのでしょうか？

　CEA 施行のエビデンスの一つであるランダム化比較試験の North American Symptomatic Carotid Endarterectomy Trial（NASCET）では，高度の遠位閉塞狭窄を持つ例はランダム化から除外されているため，tandem lesion を持つ症候性頸部内頸動脈狭窄症に対する CEA の有効性はいまだ確立していません[4]．Carotid siphon の狭窄を伴う場合は CEA の周術期リスクが増加するという報告が多いですが，そもそも tandem lesion を伴う症候性頚部内頚動脈狭窄症は保存的治療での脳梗塞再発リスクも高いため，tandem lesion のみで CEA 非適応にするには及ばない，という論調が主流です[5, 6]．とはいえ，本症例のように遠位病変単独で脳灌流圧低下を来している症例では，近位の血流遮断により脳灌流圧が critical なレベルを下回る可能性が高いため，少なくとも術中の内シャントは SEP の変化にかかわらず必須と言えそうです．

Q CAS はフィルタータイプの遠位塞栓防止デバイスを用いれば順行性の血流を担保したまま頚部頚動脈の治療が可能なので，tandem lesion を有する症例には適しているのではないでしょうか？

A 必ずしもそうとは言えない症例を提示します．78 歳男性で，一過性の書字障害を主訴に来院し MRI では左頭頂葉に急性期虚血病変を認めました（図 3A）．脳血管撮影を行うと，左頚部内頚動脈起始部は軽度狭窄ではあるものの，潰瘍性病変であり，症候性の軽度狭窄と判断しました（図 3B）．また，左 M2 inferior trunk が M1 からの起始部でstump を伴って閉塞しており，同部位は他の中大脳動脈分枝からの逆流で灌流されていました（図 3C）．同部位は SPECT で血流低下が示唆されましたが，右被殻出血の既往もあり左右差としては検出できませんでした（図 3D）．左頚部内頚動脈起始部の治療を行うこととし，糖尿病と軽度の心不全を認めることから CAS で潰瘍の被覆を目指しました．

CAS は局所麻酔下に大腿動脈穿刺で行い，distal protection には FilterWire（ボストン・サイエンティフィック ジャパン）を用い，CASPER 9mm × 20mm（テルモ）を展開しましたが，この際に収縮期血圧が 100mmHg まで低下し，一時的に指示理解が不良となりました．数分の経過で収縮期血圧は 120mmHg 超まで回復し，神経症状は消失しました．後拡張は行わず，血管内超音波で異常がないことを確認して手技を終了しました（図 3E）．

翌日から失語と不穏が出現し，MRI で左 M2 inferior trunk 領域に新規虚血巣を認めました（図 3F）．術後は収縮期血圧を 120〜140mmHg 目標にドパミンやノルアドレナリンで昇圧していましたが，反応は不良でした．本症例ではフィルタータイプの遠位塞栓防止デバイスを用いたため周術期を通して順行性血流は保たれましたが，ステント留置後の頚動脈反射による低血圧が軽度の心不全と相乗して遷延したため，元々灌流の落ちていた左 M2 inferior trunk 領域の虚血を助長したものと考えられました．このように CAS においても脳血流低下を伴う遠位 tandem lesion は周術期虚血性合併症のリスクになり得ます．

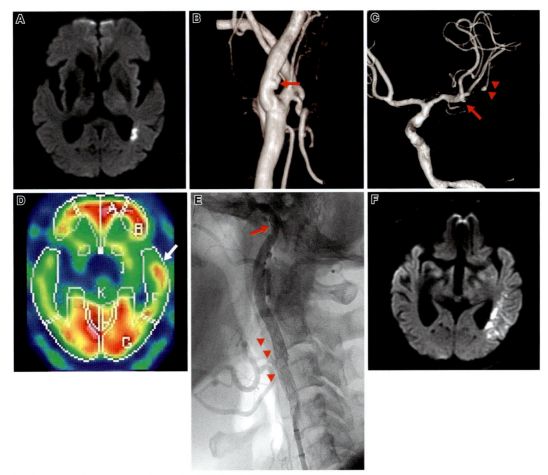

図3 78歳男性．一過性の書字障害で発症した左頚部頚動脈狭窄症の症例
A：MRI DWI では左頭頂葉の傍脳室部に急性期虚血病変を認める．
B：左頚部内頚動脈の 3D-DSA では，潰瘍性病変を伴う軽度狭窄を認める（矢印）．
C：左頭蓋内内頚動脈の 3D-DSA では，左 M2 inferior trunk が起始部で stump を伴って閉塞しており（矢印），同部位は他の中大脳動脈分枝からの逆流で灌流されている（矢頭）．
D：SPECT で左側頭葉は左前頭葉，左後頭葉と比較して血流低下が示唆されるが（矢印），右被殻出血の既往により右半球の血流も低下しているため左右差としては検出できない．
E：CAS の術中所見．FilterWire（矢印）での distal protection 下に CASPER（矢頭）を展開している．
F：術後の MRI DWI にて左側頭葉後半部に新規の急性期脳虚血病変を認める．

Q そのほかに CEA や CAS において脳血流の変化に留意すべき病態を教えてください．

A 最も重要なものは CEA 後の過灌流症候群（hyperperfusion syndrome）であり，術前の循環予備能が低下していることがリスク因子であること，術直後からの厳密な血圧コントロールが過灌流関連の脳内出血を予防すること，などが研究により判明しています[7]．しかしながら CAS 後の過灌流症候群に関しては CEA とは相違する点や不明な点も多く残っています．

症例は71歳男性で，胸部，腹部大動脈瘤に対して手術を予定されていたところ (図4A)，右頸部内頸動脈に脳血流低下を伴う高度狭窄を認めました．手術は全身麻酔下にカットダウンで露出した右総頸動脈を直接穿刺してステント留置を行いました (図4B-D)．術後はSPECTで過灌流を認めましたが (図4E) 無症状で血圧コントロールも良かったため，術後10日まで経過を見て退院しました．しかしながら退院直後に全身痙攣を来して再入院となり，この時のSPECTで過灌流が残存していることが判明しました (図4F)．結果的に本症例では右半球の脳血流が正常化するまでに術後45日間を要しました．過灌流症候群のリスクは長

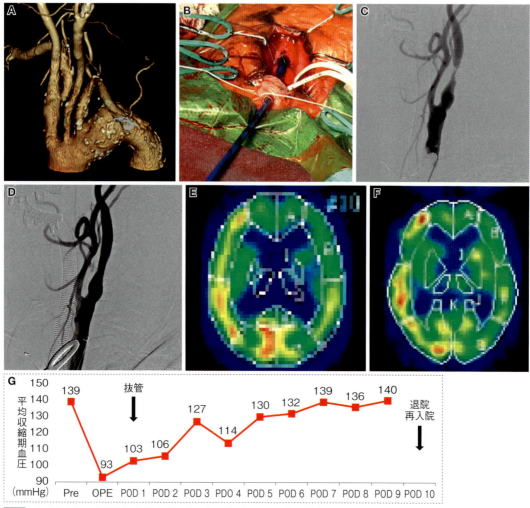

図4　71歳男性．総頸動脈直接穿刺による右頸動脈ステント留置術を施行した症例
A：胸部 3D-CT angiography で弓部に大動脈瘤を認める．右鎖骨下動脈と右総頸動脈の角度は急峻である．
B：総頸動脈をカットダウンで直接穿刺し，6Fr ガイディングシースを挿入した．
C：術前の右総頸動脈造影で右内頸動脈の高度狭窄を認める．
D：ステント留置後の確認造影で，狭窄部の良好な拡張を認める．
E：術翌日のSPECTで右大脳半球に対側比17％の血流増加を認める．
F：術後10日，全身痙攣を来して搬送された時のSPECTで右大脳半球に対側比16％の血流増加を認める．
G：本症例の術前から過灌流症候群発症時までの日平均収縮期血圧の推移．術後2日までは100mmHg程度だが徐々に上昇し，9日目には140mmHgに至っている．

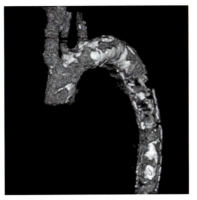

図5 74歳男性．無症候性頚部頚動脈狭窄に合併したShaggy aorta症例の3D-CT angiography

期にわたって残存することがあり，CASの場合はステントによる低血圧が回復することにより顕在化する可能性があることを示す症例でした（図4G）．

Ⓟitfall

Shaggy aorta

Shaggy aortaとは一般に，不整で内腔に突出した脆弱な粥腫が付着し，びまん性の潰瘍病変を形成した大動脈のことを指します（図5）[8]．画像的定義にコンセンサスはありませんが，CTにて内腔に不整な潰瘍性粥腫が最大5mm以上突出して存在し，全周の2/3以上を占拠する状態とする報告があります[8]．このような大動脈を通過するカテーテル手技は血栓塞栓症のリスクが高く，頭頚部血管の血行再建には内膜剥離術を中心とした直達手術や，頚動脈直接穿刺によるカテーテル手技が推奨されます[9]．

謝辞：貴重な症例情報の提供をいただきました城山病院脳神経外科・三輪博志先生に深謝申し上げます．

まとめ

- 遠位血管の閉塞や高度狭窄，いわゆるtandem lesionは，単独で脳血流低下を伴う場合は頚部頚動脈に対する血行再建術において虚血性合併症のリスクになり得る．

- Tandem lesionを伴う頚部頚動脈に対する血行再建術においては，CEAでは内シャントの使用を考慮し，CASでは周術期の低血圧遷延を回避するべきである．

- CAS後の過灌流症候群の発生については不明な点が多いが，術後急性期の低血圧からの回復に伴う遅発性の発症には留意する．

参考文献

1) 丸山大輔ほか：リスクグレーディングと合併症を有する患者の治療方針，52-6.（遠藤俊郎ほか編：頚動脈内膜剥離術プラクティス. メディカ出版，大阪，2013)

2) Sundt TM, et al: Carotid endarterectomy. Complications and preoperative assessment of risk. Mayo Clin Proc 50: 301-6, 1975

3) Yadav JS, et al: Protected carotid-artery stenting versus endarterectomy in high-risk patients. N Eng J Med 351: 1493-501, 2004

4) Barnett HJ, et al: Benefit of carotid endarterectomy in patients with symptomatic moderate or severe stenosis. N Eng J Med 339: 1415-25, 1998

5) Kappell LJ, et al: Importance of intracranial atherosclerotic disease in patients with symptomatic stenosis of the internal carotid artery. Stroke 30: 282-6, 1999

6) Rothwell PM, et al: Clinical and angiographic predictors of stroke and death from carotid endarterectomy: systematic review. BMJ 315: 1571-7, 1997

7) Ogasawara K, et al: Japanese Society for Treatment at Neck in Cerebrovascular Disease Study Group: Intracranial hemorrhage associated with cerebral hyperperfusion syndrome following carotid endarterectomy and carotid artery stenting; retrospective review of 4494 patients. J Neurosurg 107: 1130-6, 2007

8) 上田遼馬ほか：Shaggy aorta を呈する胸部下行大動脈瘤に対して，主要分枝血管保護下で TEVAR を施行した 1 例. 日心臓血管外会誌 52：62-6，2023

9) 溝脇卓ほか：Shaggy aorta と高度腎機能障害を有する症候性両側頚部内頚動脈高度狭窄症に対して CABG 前に両側 CAS を施行した 1 例. JNET 7：330-7，2013

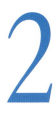

総頸動脈, 頸部内頸動脈病変
ハイブリッド手術室の有用性

疾患の区分　動脈瘤　**虚血性疾患**　シャント疾患　その他
症例の区分　再発　合併症　**難症例**

症例

65歳, 右利き女性

既往歴：高血圧, 糖尿病, 脂質異常症

現病歴：近医内科にて上記疾患のコントロールを行っていたが, 最近になって間歇性跛行が出現した. 循環器内科で精査を行い, 腹部大動脈, 両側総腸骨動脈慢性閉塞と診断され血管外科で人工血管置換術を行う方針となったが, 同時に頭頸部血管に多発閉塞狭窄所見を認め, 脳神経外科に紹介となった.

入院時神経学的所見：意識清明, 四肢筋力低下を認めないが間歇性跛行あり.

神経放射線学的所見：頭頸部造影CTで異所性右鎖骨下動脈（右鎖骨下動脈が左鎖骨下動脈より遠位の下行大動脈より分枝）を認め, 右総頸動脈の大動脈弓からの分岐部に高度狭窄を認める. 右頸部内頸動脈分岐部に壁不整を認め, また左内頸動脈, 左椎骨動脈は起始部から閉塞している（図1A）. 脳血管撮影では上記の所見に加え, 閉塞している左内頸動脈領域は右椎骨動脈から左後大脳動脈を介した leptomeningeal anastomosis で, 右内頸動脈領域は右椎骨動脈－右後頭動脈頭蓋外吻合より右外頸動脈経由の側副血行路で灌流されている（図1B, C）. MRIでは右頸部内頸動脈分岐部の50%程度の狭窄が疑われた（図1D）. SPECTでは両側大脳半球の血流低下を認めたが, 特に右側で顕著であった.

Q 本症例の治療方針について教えてください.

A
腹部大動脈置換術に伴う脳虚血を予防するため, 血管外科手術前に頭頸部の血行再建術を行うこととしました. 複数の閉塞狭窄箇所のうち, 最も効果的な脳虚血予防になるのは右総頸動脈の大動脈弓からの分岐部を拡張させて順行性の血流を回復させることと考えました. 同時に, 後頭動脈を介した右外頸動脈－右椎骨動脈の吻合が存在するため,

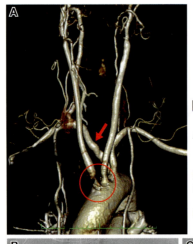
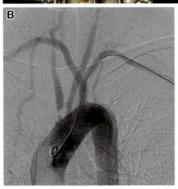
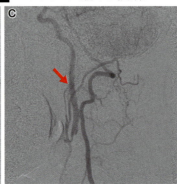
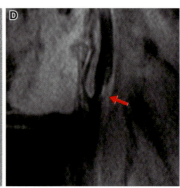

図1 65歳女性．腹部大動脈-両側総腸骨動脈慢性閉塞に対する血管外科手術を控えた症例

A：胸部 3D-CT angiography で異所性右鎖骨下動脈（矢印）を認め，右総頸動脈の大動脈からの分岐部に高度狭窄を認める（赤丸）．左内頸動脈，左椎骨動脈は閉塞しており，右内頸動脈起始部に中等度狭窄を認める．
B：右大動脈弓からの血管造影で，3D-CT angiography と同様の所見を認める．
C：右椎骨動脈造影側面像で，右後頭動脈-外頸動脈経由の側副血行路により内頸動脈が描出される（矢印）．
D：右頸部内頸動脈 MRI T1 black blood 法 sagittal image で，頸動脈分岐部にプラークを認める（矢印）．

手技中に後頭動脈に debris を飛ばさない配慮が重要であると考えました．

　総頸動脈の近位病変に対しては，順行性アプローチでは大動脈弓に置かれたガイディングカテーテルが不安定となるため，遠位総頸動脈穿刺による逆行性アプローチの利点が報告されています[1]．本症例ではさらに，右頸部頸動脈分岐部にも無症候とはいえ中等度狭窄を認めていました．この病変は今回の手術での頸部手術創と近位ステントの存在により今後のアプローチが困難となりますので，同時に内膜剥離術も行うこととしました．

Q 具体的な手術手技を教えてください．

アスピリン，シロスタゾールの抗血小板薬2剤の服用下に，ハイブリッド手術室で手術を行いました（WEB▶①）．頭部は対側に回旋させ chin up の内膜剥離術に準じた位置で固定しました．左上腕動脈に 4Fr ショートシースを留置しました．胸鎖乳突筋の前縁を通り，上方は下顎角の1横指外側までの縦切開の皮切を施し，内頸動脈，外頸動脈，総頸動脈，後頭動脈を確保しました（図2A）．露出された総頸動脈を直接穿刺し，7Fr Britetip シース 23cm（コーディスジャパン）を近位方向に逆行性に挿入しました（図2B）．ヘパリン

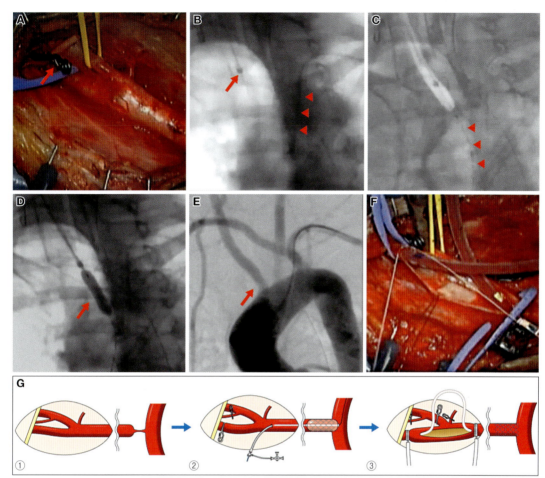

図2 図1の症例の術中所見
A：右頚動脈内膜剥離術の要領で頚部頚動脈を露出した．後頭動脈にクリップがかかっている．
B：正面透視像で逆行性に挿入された7Frシース（矢印）と，大動脈弓に挿入されたpig tailカテーテル（矢頭）が視認できる．
C：7Frシースからガイドワイヤー（矢頭）が狭窄部を通過して大動脈弓に到達している．
D：バルーン拡張型ステント（矢印）を狭窄部に展開している．
E：ステント留置後の確認造影で，狭窄部は十分拡張している（矢印）．
F：内シャントを用いて，内膜剥離術を追加した．
G：本症例の治療戦略のシェーマ．①頚部頚動脈の露出．②逆行性に挿入したカテーテルから狭窄部にステント展開している．後頭動脈，内頚動脈は適宜遮断して遠位塞栓を予防する．③内シャントを用いた内膜剥離術を追加．

3,000単位を静注し，以後activated clotting timeを250秒程度に維持しました．この逆行性に挿入したシースと，左上腕動脈のシースから大動脈弓に挿入したpig tailカテーテルから同時造影を行い，これをreferenceとして7Frシースから0.035inchガイドワイヤーを逆行性にlesion crossさせました（図2C）．Powerflexバルーンカテーテル（コーディスジャパン）でpre-dilatationを行い，頻回の造影で慎重に位置決めをしてPALMAZ stent 7mm×26.6mm（コーディスジャパン）を一部大動脈にかかる形で留置しました（図2D, E）．手技中，バルーン拡張時とステント留置時には後頭動脈と内頚動脈を術野でクランプし，発生したdebrisが外頚動脈だけに流れるよう配慮しました．

続いて内膜剥離術に移りました．内膜剥離の操作中，後頭動脈はクランプしたままとしました．三方遮断，動脈切開後に内シャントを留置し，通常通り内膜剥離，プラーク摘出を行いました．遮断解除にあたっては，debris を十分に血管外及び外頚動脈に流出させてから，最後に後頭動脈の遮断を解除しました（図2F）．ヘパリンは自然消退させ，ICU で一晩鎮静挿管管理を行い，翌朝 SPECT で過灌流がないことを確認後に抜管しました．本症例の治療シェーマを図2G に示します．

術後経過は順調で，術 10 日後に独歩退院し，血管外科での大動脈置換術を予定しました．

Q 他にハイブリッド手術室が有効な血行再建術にはどのようなものがありますか？

A 主幹動脈の急性閉塞に対する血栓回収術の有効性は確立していますが，総頚動脈単独の塞栓性急性閉塞に対しては従来の順行性アプローチでは血栓回収が困難になり得ます．その場合はハイブリッド手術室での頚動脈分岐部露出を用いた逆行性アプローチが有用です．

症例は 78 歳女性で，乳がん手術の 5 日後に左不全麻痺と左空間無視を来しました．発作性心房細動の既往があり抗凝固薬を内服していましたが，手術を控え中断していました．頭部 MRI では右大脳半球に多発性脳梗塞を認め（図3A），3D-CT angiography を用いた頚部血管の精査では，右総頚動脈に stump を伴う閉塞を認め内頚動脈は外頚動脈からの側副血行路で開存していました（図3B）．頚動脈エコーを行うと，乳がん手術前のスクリーニングですでに指摘されていた右頚部頚動脈分岐部の動脈硬化性プラークに可動性の血栓がはまりこんでいるのが観察されました（図3C）（WEB▶❷）．発症翌日の SPECT では右大脳半球に約 10% の血流低下を認めました（図3D）．右大脳半球の貧困灌流の改善と可動性プラークの遠位塞栓防止のために，発症 5 日後にハイブリッド手術室で逆行性の血栓回収術を行いました．

全身麻酔下に頚部頚動脈分岐部を露出し，内頚動脈と外頚動脈のみクランプして arteriotomy を行いました．最初に血栓を鑷子でつまんで摘出を試みましたが，血栓が断片化して再開通が得られませんでした（図3E）．そこで血管切開部から 4Fr の Fogarty catheter（エドワーズライフサイエンス）を逆行性に挿入して透視下に閉塞部の近位にまで誘導し（図3F），バルーンを inflate して血管切開部まで引き戻すことで血栓を全摘出しました（図3G）．その後，内シャントを挿入して内膜剥離術を追加し，最後に血管造影にて良好な血流の再開を確認して手術を終了しました（図3H）．周術期合併症は認めず，術後は徐々に空間無視と不全麻痺は改善しました．本術式のシェーマを図3I に示します．

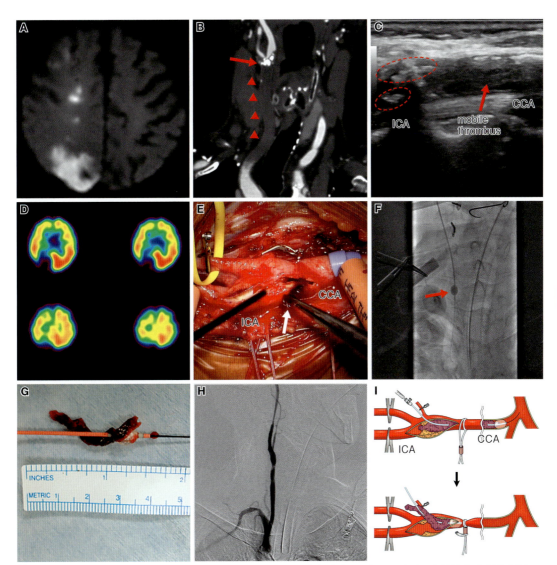

図3 78歳女性．乳がん手術の5日後に左不全麻痺と左空間無視を来した右総頸動脈の塞栓性急性閉塞症例

A：頭部 MRI DWI では右大脳半球に多発性脳梗塞を認める．
B：頸部頸動脈の 3D-CT angiography では，右総頸動脈に stump を伴う閉塞を認める（矢頭）．頸動脈分岐部には石灰化を伴う動脈硬化を認めるが，内頸動脈は外頸動脈からの側副血行路で開存している（矢印）．
C：頸動脈エコーでは，乳がん術前のスクリーニングですでに指摘されていた右頸部頸動脈分岐部の動脈硬化性プラーク（楕円で示す）に可動性の血栓（矢印，mobile thrombus）がはまり込んでいるのが観察される．
D：発症翌日の SPECT では右大脳半球に約10％の血流低下を認める．
E-H：ハイブリッド手術室での逆行性の血栓回収術の手術所見．
E：頸部頸動脈を切開して鑷子で可動性血栓の摘出を試みるが（矢印），血栓が細片化してしまい血行再建が得られない．
F：血管切開部から 4Fr の Fogarty catheter を逆行性に挿入して透視下に閉塞部の近位にまで誘導し，バルーンを inflate して血管切開部まで引き戻している（矢印）．
G：全摘出された血栓の写真．長さは 3cm ほどに及ぶ．
H：内膜剥離術を追加し，血管造影にて良好な血流の再開を確認した．
I：本術式のシェーマ．動脈硬化性プラークを黄色で，心原性の塞栓を紫色で示す．
　ICA：内頸動脈，CCA：総頸動脈．

> **豆知識**
>
> **総頚動脈単独の塞栓性急性閉塞**
>
> 心原性塞栓は通常頚部頚動脈を越えて遠位に到達するため総頚動脈単独の閉塞を来すことは稀ですが，塞栓が巨大な場合や，総頚動脈の狭窄や屈曲が塞栓の遠位への到達を妨げる場合に起こり得る．総頚動脈単独の塞栓に対しては，頭蓋内血管に対して通常行われる順行性の血栓回収術の有効性と安全性が確立されていません[2]．具体的には血栓が大きいので吸引カテーテルに引き込めない，もしくは引き込んでも取りこぼしてしまうこと，またステントリトリーバーでは通常8mm以上の総頚動脈径をカバーできないこと，手技により外頚動脈－内頚動脈の側副血行を障害すると神経症候の悪化につながりかねないこと，が問題とされています[2,3]．

Q 総頚動脈病変に遭遇することは稀ですが，他にどのような病態，治療例がありますか？

動脈硬化性変化による慢性総頚動脈閉塞症で，高度の血行力学的脳虚血を認める場合はバイパス術の適応があります．しかしながら提示症例で示したように総頚動脈の閉塞性病変は側副血行の発達が多様であり，症例に応じたバイパス術をデザインする必要があります．また高度の血行力学的脳虚血を伴う慢性閉塞の場合は術後過灌流のリスクがあるので，高流量バイパスは避ける必要があります．

慢性総頚動脈閉塞症に対して行った2種類の低流量バイパスを提示します．1例目は82歳の男性で，右総頚動脈の慢性閉塞による minor stroke で発症．脳梗塞の範囲は狭いのと比べて発症直後より記銘力低下，構成失行，着衣失行といった広範な右大脳半球の皮質症状が継続しており，左上下肢筋力低下の進行もみられたため，misery perfusion の領域が多く存在すると判断しバイパス術を行いました (図4A)．本症例では頚部内頚，外頚動脈とも閉塞していたため (図4B)，発達した対側浅側頭動脈頭頂枝の遠位に橈骨動脈グラフトをつないで右中大脳動脈 M2 部に吻合するいわゆる bonnet bypass 術を行いました (図4C, D)．術後より筋力，記銘力は改善し，構成失行，着衣失行は消失しました．

2例目は74歳の男性で右総頚動脈閉塞症による脳梗塞に対して保存的加療を行いましたが，その後2度の再発を繰り返しました (図4E)．本症例では頚部内頚動脈分岐部が椎骨動脈－後頭動脈－外頚動脈吻合により開いていたため (図4F, G)，甲状頚動脈管－橈骨動脈グラフト－頚部内頚動脈吻合術を行いました (図4H)．

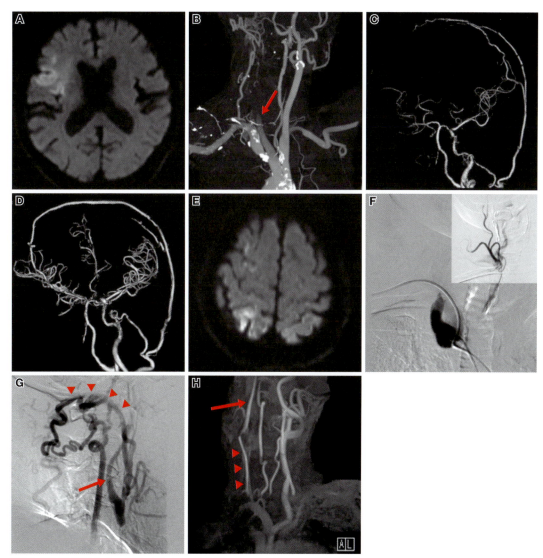

図4 総頚動脈閉塞症に対するバイパス術を行った2症例

A：82歳男性．右総頚動脈閉塞症によるprogressive strokeで右前頭葉にMRI diffusion imagingにて高信号を認める．
B：胸部CT angiographyで右総頚動脈閉塞を認める（矢印）．頚部では内頚動脈，外頚動脈ともに描出されない．
C：術前の頭部3D-CT angiographyで右内頚動脈-中大脳動脈の描出不良と，正中を越えて右側にまで発達した浅側頭動脈頭頂枝を認める．
D：左浅側頭動脈頭頂枝-橈骨動脈グラフト-中大脳動脈吻合施行後，右中大脳動脈領域はバイパスにより良好に灌流されている．
E：74歳男性．右総頚動脈閉塞症による右大脳半球脳梗塞の再再発で，MRI diffusion imagingにて散在性に高信号を認める．
F：腕頭動脈造影で右総頚動脈閉塞を認める．挿入図ではバイパス術ドナーの基部となる甲状頚動脈管を描出している．
G：右椎骨動脈造影側面像．発達した後頭動脈経由の側副血行（矢頭）を通じて頚部外頚動脈，内頚動脈（矢印）とも開存している．
H：バイパス術後の頚部MR angiography．橈骨動脈グラフト（矢頭）と頚部内頚動脈（矢印）の描出を認める．

ⓅⓄⓘⓝⓣ

動脈硬化性の総頚動脈閉塞症に対する血行再建の術式選択

Rilesらは総頚動脈閉塞症の遠位血管の開存性を4型に分類しています[4](図5). このうちtype 1Aやtype 1Cには鎖骨下動脈を基部として，グラフトを開存している頚部内頚動脈に吻合する術式が行われてきましたが，最近は過灌流を避けるために鎖骨下動脈の分枝を基部とする報告があります[5]. Type 2に対しても低位総頚動脈と中大脳動脈をグラフトを用いてバイパスする方法がありますが高流量であるため，このような症例では同側頭皮の血流を補うべく正中線を越えて発達している浅側頭動脈を基部としてグラフトを通して中大脳動脈につなげるlow flow bonnet bypassが考案されています[6].

Q 頚部内頚動脈の慢性閉塞に対して血管内治療を行うことはありますか？

A 頚部内頚動脈の慢性閉塞に対しては，従来は浅側頭動脈－中大脳動脈（superficial temporal artery-middle cerebral artery：STA-MCA）バイパス術が行われることが多かったのですが，近年では順行性血流の回復を目指して血管内治療で再開通療法を行う例も増えています．再開通療法の適応としては，STA-MCAバイパスと同様に症候性で同側の脳血流低下が存在することに加えて，手技の成功率の観点から頚部から海綿静脈洞部内頚動脈の閉塞部位が短いものが挙げられます[7].

術前検査としては完全閉塞の証明と閉塞範囲の推定のために脳血管撮影は必須です．特に

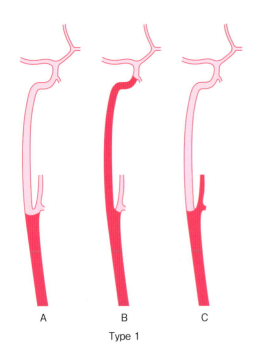

図5 総頚動脈閉塞症における，遠位血管開存のパターン
（文献4をもとに作成）

MR angiography では頚部内頚動脈の狭窄遠位に少量残存する順行性血流，いわゆる pseudoocclusion が完全閉塞として描出されてしまうことも多く鑑別が重要です．図6 は 83 歳の男性，左大脳半球の散在性脳梗塞を来した症例です．MR angiography では左内頚動脈起始部の完全閉塞が示唆されましたが (図6A)，脳血管撮影を行うと病変部以遠にわずかに順行性血流を認め，pseudoocclusion と診断しました (図6B)．本症例は頚部内頚動脈狭窄症と

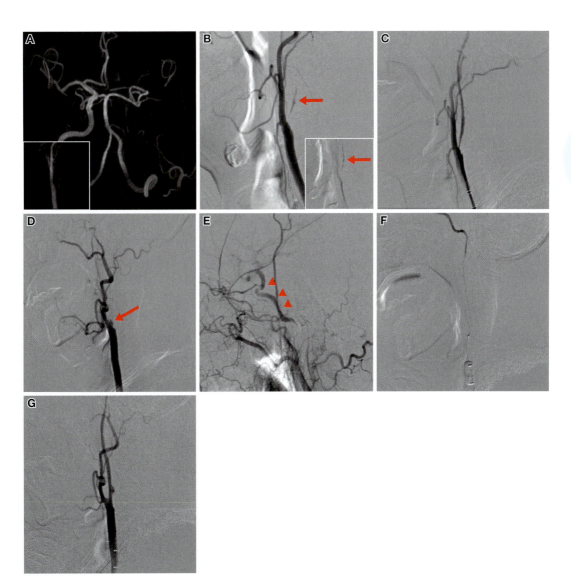

図6 頚部内頚動脈閉塞が疑われた場合の血管内治療による再開通療法 2 症例
A：83 歳男性．左大脳半球の散在性脳梗塞で発症し，頭部 MR angiography で左内頚動脈の完全閉塞が疑われた．挿入図は頚部 MR angiography．
B：左総頚動脈造影で，頚部内頚動脈にわずかに順行性の血流を認める（矢印）．挿入図は造影後期相での持続的な内頚動脈描出（矢印）．
C：バルーンカテーテルによる血管形成術で狭窄の改善が得られた．
D：76 歳男性．症候性右内頚動脈完全閉塞の症例．右総頚動脈造影で内頚動脈完全閉塞を認める（矢印）．
E：右総頚動脈造影で眼動脈を介した側副血行より頚部内頚動脈の逆流を認める（矢頭）．
F：血管内治療でマイクロカテーテルが真腔を通過し，造影で遠位内頚動脈の描出を確認している．
G：ステント留置術で頚部内頚動脈の良好な拡張が得られた．

して，バルーンカテーテルによる血管形成術と内膜剥離術を二期的に行い血行再建しました（図6C）．次に完全閉塞例に対する治療例ですが，症例は76歳の男性で，右大脳半球の症候性散在性脳梗塞で発症した右内頚動脈完全閉塞（図6D, E），2週間の保存的加療の後に血管内治療による再開通療法を行いました．システムとしては病変通過時の遠位塞栓を最大限に防止すべく，右総頚動脈に留置したバルーンつきガイディングカテーテルと，大腿静脈に留置したシースを接続して flow reversal としました．Headway17（テルモ）＋ CHIKAI black 014/200（朝日インテック）で閉塞部位を進み開存していた内頚動脈 petrous portion に到達し，カテーテル造影と Cone beam CT でワイヤーが真腔にあることを確認した後（図6F），Chikai black に沿って SpiderFX（日本メドトロニック）を挿入，フィルターを展開して distal protection としました．Gateway 3mm（日本ストライカー）と Jackal 3.5mm（セント・ジュード・メディカル）のバルーンカテーテルで前拡張を行い，Carotid WALLSTENT 8mm（ボストン・サイエンティフィック ジャパン）を展開して良好な血行再建を得ました（図6G）．本法はワイヤーの真腔通過に手技の習熟と慎重な確認を要しますが，真腔を確保した後の成功率は高いと言えます[8]．

謝辞：貴重な症例情報の提供をいただきました倉敷中央病院脳神経外科・上里弥波先生，近森病院脳神経外科・林悟先生に深謝申し上げます．

まとめ

- ● 病変へのアクセス困難やガイディングカテーテル不安定が予想される症例においては，頚部血管からの直接アプローチが良い解決策になり得る．

- ● 総頚動脈の閉塞性病変においては，側副血行路のバリエーションに応じて血行再建の経路と術中遠位塞栓防止の戦略を個別に検討する必要がある．

- ● デバイスや画像診断の進歩により，今後血管内治療による順行性血流回復の適応がより拡大する可能性がある．

参考文献

1) Payne DA, et al: Cerebral protection during open retrograde angioplasty/stenting of common carotid and innominate artery stenoses. Br J Surg 93: 187-90, 2006
2) Ideguchi M, et al: Mechanical thrombectomy for acute common carotid artery occlusion. Neurol Med Chir（Tokyo）63: 73-9, 2023
3) Okune Y, et al: Retrograde thrombectomy of acute common carotid artery occlusion with mobile thrombus: illustrative cases. J Neurosurg Case Lessons 7: CASE23694, 2024
4) Riles TS, et al: Common carotid occlusion. Assessment of the distal vessels. Ann Surg 199: 363-6, 1984
5) Melgar MA, et al: Thyrocervical trunk- external carotid artery bypass for positional cerebral ischemia due to common carotid artery occlusion. Technical note. J Neurosurg 103: 170-5, 2005
6) Aso K, et al: Arterial bypass surgery using a spontaneously formed "Bonnet" superficial temporal artery in a patient with symptomatic common carotid artery occlusion: case report. Neurosurgery 67（ONS suppl 1）: onsE316-7, 2010
7) 太田剛史ほか：内頚動脈慢性完全閉塞に対する再開通療法：文献レビューと展望．JNET 8: 3-13, 2014
8) Lin MS, et al: Procedural safety and potential vascular complication of endovascular recanalization for chronic cervical internal carotid artery occlusion. Circ Cardiovasc Interv 1: 119-25, 2008

3 椎骨脳底動脈系の虚血性病変の治療
血行再建術の適応決定が難しい疾患群

疾患の区分　動脈瘤　**虚血性疾患**　シャント疾患　その他
症例の区分　**再 発**　**合併症**　**難症例**

症例

79歳男性．

生活歴：無職．

既往歴：糖尿病，脂質異常症（スタチン内服中），3年前に右後大脳動脈の閉塞による脳梗塞を来し，アスピリンを内服中．

現病歴：朝食時に複視を自覚したが，数分で改善した．午後になって心配になり当院を受診し，頭部MRIで脳梗塞を認めた．

入院時神経学的所見：意識清明，神経学的異常なし．血圧の左右差を認めない．心房細動を認めない．

神経放射線学的所見：頭部MRIで左視床に2カ所の急性期虚血性病変を認める（図1A, B）．頭部MRAでは主幹動脈の有意な狭窄や閉塞を認めない．頭蓋内の椎骨動脈（vertebral artery：VA）は左優位である（図1C）．大動脈弓部からの3D-CT angiographyでは，左鎖骨下動脈の狭窄と右VAの起始部狭窄を認める（図1D, E）．3年前に脳梗塞を来した時に加療された前医でのMRIでは，脳梗塞は右後頭葉であり（図1F），頭部MRAで右後大脳動脈の閉塞を認めるも10日後に再開通していた（図1G, H）．このときの3D-CT angiographyではすでに左鎖骨下動脈の狭窄と右VAの起始部狭窄を認めるが，放射線レポートにもカルテにもその所見の記載はなかった．

Q 本症例の病態をどのように考えたらよいでしょうか．

A 1度目の脳梗塞が右後頭葉，2度目の脳梗塞が左視床に起こっており，椎骨脳底動脈（vertebrobasilar artery：VBA）系の再発脳梗塞です．1度目の脳梗塞後からアスピリンを内服中であり，抗血小板薬治療に抵抗性の再発と考えました．右後大脳動脈の閉塞が再開通したエピソードがあること，病変部位が右後頭葉，左視床，さらには脳幹虚血

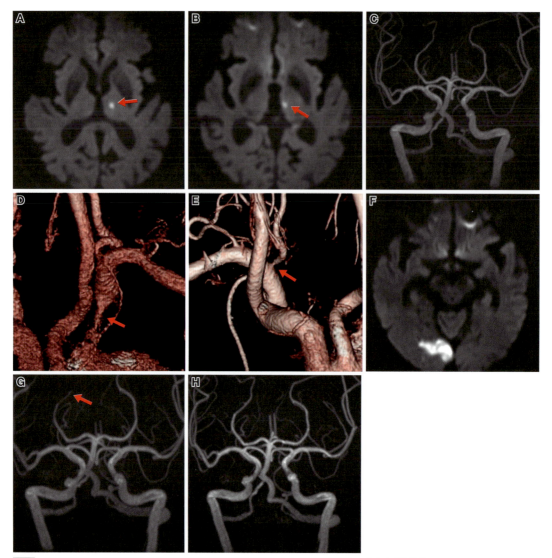

図1 79歳男性．後方循環の多発性再発性脳梗塞を来した左鎖骨下動脈，右VA狭窄症
A，B：MRI DWI 画像で左視床に2カ所の虚血病変を認める（矢印）．
C：頭部 MRA では頭蓋内主幹動脈の有意狭窄を認めない．VA は左が優位である．
D：胸部 3D-CT angiography で左鎖骨下動脈起始部の高度狭窄を認める（矢印）．
E：胸部 3D-CT angiography の左前斜位像で右 VA 起始部の狭窄を認める（矢印）．
F：3年前の初診時の MRI DWI 画像で右後頭葉に虚血病変を認める．
G：初診時の頭部 MRA で右後大脳動脈末梢の閉塞を認める（矢印）．
H：初診時から10日後の頭部 MRA で右後大脳動脈は再開通している．

を伺わせる複視の存在，と後方循環の広範囲に及んでおり，心原性脳塞栓も否定的だったため，頭蓋外 VA 系の狭窄性病変からの A to A embolism もしくは血行力学的脳虚血と診断しました．左鎖骨下動脈狭窄の血行再建術が塞栓源の除去ならびに血行力学的虚血の改善に最も寄与すると考え，こちらを治療することとしました．

Q 治療の実際はいかがだったでしょうか？

A 局所麻酔で右大腿動脈に8Frシース, 左橈骨動脈に4Frガイディングシースを挿入しました. 左橈骨動脈からのアクセスで左VAにSpiderFX 5.0mm（日本メドトロニック）を挿入しdistal protectionとしました（図2A）. 大腿動脈から挿入した8Fr FUBUKI（朝日インテック）を左鎖骨下動脈起始部近くの大動脈弓に留置し, そこから鎖骨下動脈に誘導したマイクロガイドワイヤーを左橈骨動脈ガイディングシース経由のグースネックスネア（日本メドトロニック）で把持して左橈骨動脈から体外に出してpull throughとし, 血管拡張のためのシステムを安定させました（図2B）. PTAバルーンのSterling 5.5mm×40mm（ボストン・サイエンティフィック ジャパン）で2度PTAをかけた後（図2C）, バルーン拡張型ステントのExpress LD 8mm×35mm（ボストン・サイエンティフィック ジャパン）を展開して良好な拡張を得ました（図2D）. 回収したSpiderにはデブリスが付着していました.

術後は合併症もなく順調で, 術後1年半にわたり再発なく経過しています.

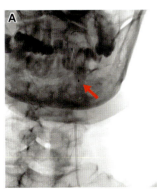
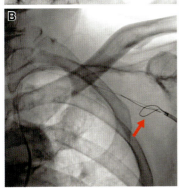
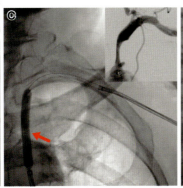
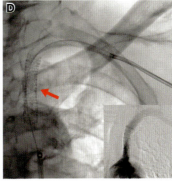

図2 図1の症例の術中, 術後画像
A：左橈骨動脈経由のアクセスで, SpiderFXをVA末梢に挿入してdistal protectionとした（矢印）.
B：大動脈から鎖骨下動脈狭窄部をlesion crossさせたマイクロガイドワイヤーを, 左橈骨動脈から挿入したgoose neck snare（矢印）でつかんでガイディングシースから橈骨動脈外に引き抜き, pull throughとした.
C：鎖骨下動脈狭窄部をPTAバルーン（矢印）で拡張させたところ. 拡張後のDSAで狭窄部は拡張している（挿入図）.
D：バルーン拡張型ステント（矢印）をdeployしたときの透視画像. DSAでほぼ本来の血管径に近い拡張が得られた（挿入図）.

Q 後方循環の主幹動脈狭窄性病変に対する血行再建術の適応について教えてください．

後方循環の主幹動脈狭窄性病変は血行動態が複雑であり，頸部内頸動脈狭窄症と比較しても血行再建術の適応に関するエビデンスは乏しいです．後方循環の血行再建術は，低侵襲で順行性の血流が回復できる血管内治療が第一選択となりますが，その適応決定には①初発か再発か，②血管形成のターゲットとなる部位，③側副血行動態，の3点を総合的に検討する必要があります．

後方循環の主幹動脈狭窄性病変による症候性脳虚血については，初発時は内科的治療で経過をみて，抗血栓療法に抵抗性の再発を来したときに血行再建術を考慮するのが一般的です．この際，血管内治療のターゲットとなる部位としては，鎖骨下動脈，頭蓋外VA，頭蓋内VA，BAの順に合併症リスクが上昇するので，治療リスクも加味した適応決定が重要です．特にBA，頭蓋内VAといった頭蓋内動脈の血管拡張術は血管解離，穿通枝閉塞，頭蓋内出血のリスクが高い上に，症候性頭蓋内主幹動脈狭窄に対するPTA-stentのランダム化比較試験であるSAMMPRISでは内科的治療群に対して血行再建術の優位性が示せなかったこともあり[1]，治療介入は再発時に限るべきだと思います．図3に再発時に血行再建術を行った頭蓋内VBA狭窄症例を示しますが，このうちBA狭窄病変では血行再建後に両側BA穿通枝領域の梗塞が出現し，予後不良となりました．一方，頭蓋外VAと鎖骨下動脈の血管内治療は合併症リスクもそれほど高くなく，特に血行動態から後方循環系の血行力学的虚血が強く疑われる場合は，初発例でも治療介入を考えてもよいでしょう（図4）[2-4]．

後方循環の主幹動脈狭窄性病変への血行再建術の適応に影響を及ぼすもう一つの因子は側副血行の状態ですが，VA病変では片側性病変に比べて両側性（あるいは一側が低形成の際の優位側）に発症，再発が多いことが知られており，血行再建を勧める根拠になり得ます（図4）[5]．次に，後方循環の慢性脳虚血の際に発達する側副血行路はleptomeningeal anastomosisの他には主に後交通動脈，後頭動脈，甲状頸動脈幹，前脊髄動脈の4種類があります[6]．このうち前3者の経路は，その血管径がVAや後大脳動脈に匹敵するまで発達して，脳血管撮影上も遅滞なくBAが描出されることもしばしばです．一方，両側VA病変の際に見られる前脊髄動脈の逆流（図4）は血管径も小さく流量も少なく，その他の側副血行が不十分な後方循環脳虚血の末期に開いてくる経路と考えられます．そのため前脊髄動脈の逆流が見られる症例では保存的治療での再発が多く，血行再建術が比較的安全に行える場所（頭蓋外VAなど）であれば，早めの血行再建術を考えてもいいのかもしれません[6]．

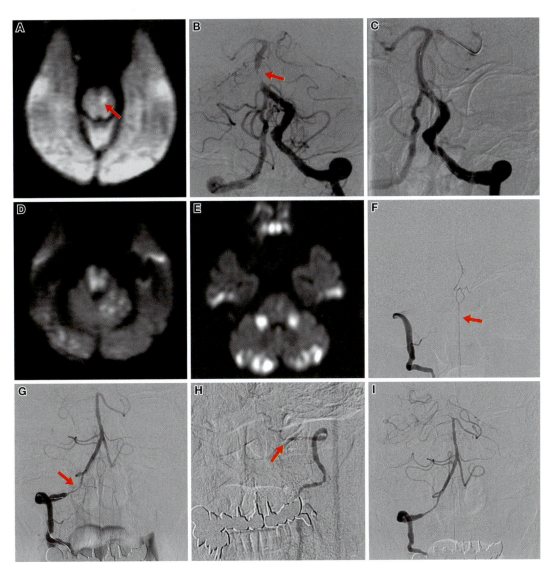

図3 再発する症候性頭蓋内 VBA 狭窄に対して血行再建術を行った症例

A-D：72 歳女性．進行性の意識障害と四肢麻痺を来した BA 高度狭窄．
A：MRI DWI 画像で左中脳に虚血病変を認める．
B：脳血管造影で BA に高度狭窄を認め（矢印），遠位 BA の造影は遅延している．
C：Gateway バルーンカテーテル（日本ストライカー）による血管拡張と Driver ステント留置後，BA の拡張が得られている．
D：術後，開眼はあるものの閉じ込め症候群（locked-in syndrome）となり，両側橋に広範な脳梗塞を認めた．
E-I：76 歳男性．繰り返す小脳梗塞で失調が悪化した右頭蓋内 VA 狭窄，左 VA 閉塞の症例．
E：MRI DWI 画像で両側小脳に多発性脳梗塞を認める．
F：右 VA 造影（早期相）で，右 VA の血流が達するよりも先に前脊髄動脈の逆流（矢印）が BA を灌流している．
G：右 VA 造影（毛細血管相）で右頭蓋内 VA 狭窄（矢印）を通じて BA が遅れて造影される．
H：左 VA は頭蓋内に入った箇所で閉塞している（矢印）．
I：右頭蓋内 VA 狭窄に対する Gateway バルーンカテーテルを用いた PTA 後の脳血管造影で，狭窄部は 50% ほどの拡張が得られている．

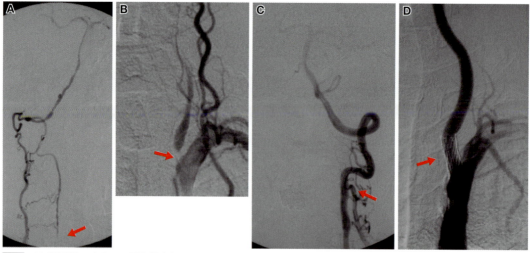

図4 69歳男性．めまいに引き続く失神発作を繰り返し，発症3日目に血行再建術を行った右VA閉塞，左VA起始部高度狭窄の症例
A：右鎖骨下動脈造影を行うと右VAは起始部で閉塞しており（矢印），低形成の右VAは右甲状頚動脈管から造影される．
B：左鎖骨下動脈造影では左VA起始部の高度狭窄を認め（矢印），遠位の造影遅延を認める．
C：左鎖骨下動脈造影の頭蓋内撮影では，頭蓋内左VAは主に左甲状頚動脈管から造影される（矢印）．
D：Palmaz genesis（バルーン拡張型ステント）を用いた左VA起始部狭窄に対するステント留置後（矢印），十分な狭窄部の拡張と順行性の再開通が得られている．

Q 後方循環の主幹動脈狭窄性病変に対して直達手術で血行再建術を行うことはありますか？

後方循環の血行再建に対する直達手術を行う場合は，抗血栓薬を継続したまま深部バイパス術を行うことになり，難易度が高く合併症リスクも上がります．しかしながら，血行再建術の適応がありながらも血管内治療が困難，もしくはハイリスクな症例に直達手術を行うことがあります．症例は75歳の男性で，両側の小脳と左後頭葉の梗塞で発症したBA本幹部の高度狭窄です（図5A-C）．急性期からバイアスピリンとクロピドグレルの内服を開始し，アルガトロバンの点滴静注を行いましたが，アルガトロバンを中止後に複視と意識混濁の虚血発作を2日に1度ほどの頻度で認めるようになり，前医から転院となりました．脳血管撮影を行うと，BA本幹の高度狭窄はその近位に膨隆を伴っており，いわゆるpearl and string signの所見で解離が疑われました（図5D）．後交通動脈経由の側副血行は認めませんでした．

以後もシロスタゾール内服や輸液などを行いましたが虚血発作は消失せず，2週間後に血行再建術を行いました．BA，しかも解離が疑われる病変へのバルーン拡張術はリスクが高いため，遠位BA領域の血行力学的虚血の改善目的に右浅側頭動脈－上小脳動脈吻合術を行いました（図5E）（WEB▶❶）．

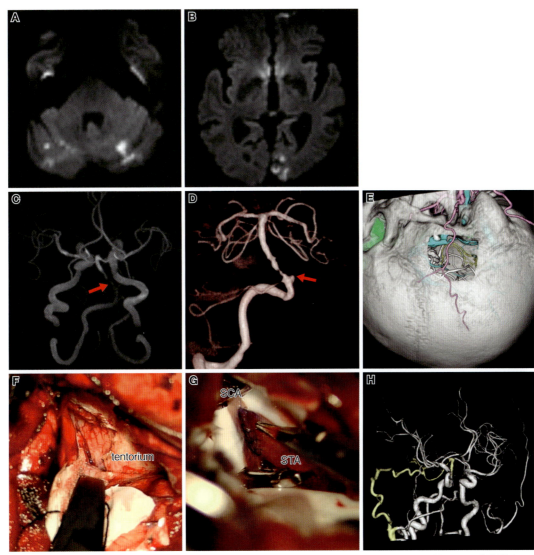

図5 75歳男性．両側小脳，左後頭葉の脳梗塞で発症し，その後も内科的治療に抵抗性で複視，意識朦朧発作を頻発した症例

A, B：MRI DWI 画像で両側小脳と左後頭葉に急性期脳梗塞を認める．
C：MRA で BA に高度狭窄を認める（矢印）．
D：3D-DSA で BA に高度狭窄を認め，そのすぐ近位に解離の偽腔と考えられる局所膨隆を認める（矢印）．
E：3D-CT angiography 再構成画像を用いた右浅側頭動脈－上小脳動脈吻合術のシミュレーション．赤は頭蓋外動脈，黄は頭蓋内動脈，青は静脈を示す．
F：右側頭開頭後，小脳テントを切開して小脳上面を露出している．
G：浅側頭動脈（STA）を上小脳動脈（SCA）に端側吻合している．
H：術後の 3D-CT angiography でバイパスの良好な開存を認める（黄色）．

手術は全身麻酔後に腰椎ドレナージを入れ，術中に適宜排液しました．体位は右上の supine lateral position で vertex down，浅側頭動脈頭頂枝を 10cm 剥離しました．右側頭開頭を行い，中頭蓋窩底が平坦になるまで骨削除を追加しました．側頭葉を挙上し，迂回槽から髄液を排出し，滑車神経がテント縁に入る箇所の後方でテントを切開し上小脳動脈を露出しました（図5F）．動脈切開を行い，浅側頭動脈を 10-0 ナイロン 12 針で縫合しました（図5G）．

ICG videoangiography でバイパスの開通を確認しました．術後の CT angiography でも良好なバイパスの開存を確認しました (図5H)．術後の経過は良好で，術後2週間の間に2度の複視発作を認めましたがその後は発作を認めず，1年後も ADL 自立を維持しています．

　直達手術による血行再建術は遠位 BA の血流担保が目的であるため，バイパスのターゲットは上小脳動脈であることが多いですが，血行動態によっては他の場所へのバイパスも可能です．症例は58歳の男性で，目がぼやけた後に10分ほどの意識消失があり当院に搬送されました．1年前から時々意識が遠のく自覚があったということです．入院時の MRI で右小脳半球に陳旧性脳梗塞を認め (図6A)，MRA で VBA 系の描出不良を認めました．脳血管撮影を行うと，優位側の右 VA は V3 部が硬膜内に入ったところで閉塞しており (図6B, C)，劣位側の左 VA は起始部で高度狭窄を来していました (図6D)．側副血行路は後交通動脈を含めて不良で，唯一前脊髄動脈の逆流を認めました (図6B)．アスピリン，クロピドグレルの抗血栓療法を開始しましたが，入院中もしばしば失神発作を来し，発作時に左眼瞼下垂と複視を訴えることが確認されました．内科的治療に抵抗性と判断して左 VA 起始部のバルーン拡張術を行い頭蓋外部分の血流は改善しましたが，頭蓋内にも long lesion の高度狭窄があることが判明し，失神発作も減少しませんでした．本症例では右後下小脳動脈が右 VA 閉塞の遠位部から分岐しており，かつそこから遠位の VBA には有意な狭窄を認めなかったため，右後頭動脈−後下小脳動脈吻合術を行うことにしました (図6E) (WEB▶❷)．

　体位は右上の側臥位 park-bench position とし，右後頭下の hockey-stick skin incision を施し，後頭動脈を剥離しました．右外側後頭下開頭を行い sigmoid sinus を露出し foramen magnum を開放し，さらにその外側で condylar fossa を削除しました．本症例では後下小脳動脈の caudal loop が発達していなかったため，やや術野が深くなりますが lateral medullary segment を recipient として選択し，後頭動脈を 10-0 ナイロン 16針で吻合しました (図6F, G)．ICG videoangiography でバイパスの開通を確認しました．術後の脳血管撮影で良好なバイパスの開存と BA の良好な描出を確認しました (図6H)．術後は失神発作は完全に消失しました．

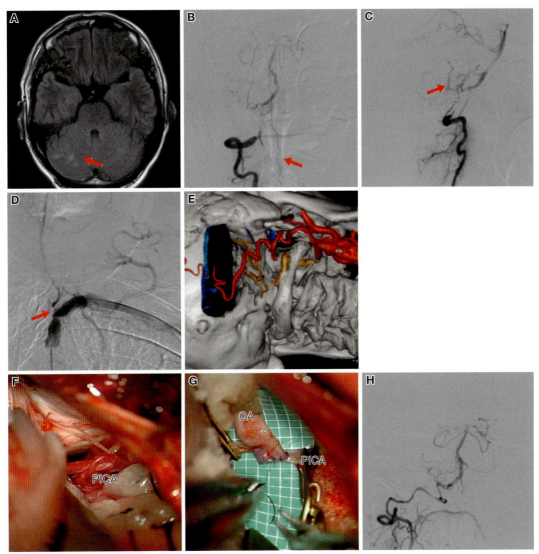

図6 58歳男性．複視，左眼瞼下垂に引き続き失神発作を頻発し，内科的治療，左VA起始部の血管拡張術に抵抗性であった症例

A：MRI FLAIR画像で右小脳半球に陳旧性脳梗塞を認める（矢印）．
B：脳血管造影正面像で右VAは頭蓋内に入る箇所で閉塞しており，遠位VAとBAは前脊髄動脈の逆流で遅れて描出されている（矢印）．
C：脳血管造影側面像では後下小脳動脈と遠位VAの間の開通性は良好である（矢印）．
D：左VAは低形成であり，起始部に狭窄を認める（矢印）．
E：3D-CT angiography再構成画像を用いた右後頭動脈-後下小脳動脈吻合術のシミュレーション．赤は頭蓋外動脈，黄は頭蓋内動脈，青は静脈を示す．
F：硬膜切開後の術中写真，外側の小脳延髄槽で後下小脳動脈（PICA）のlateral medullary segmentを露出している．
G：後頭動脈（OA）を後下小脳動脈（PICA）に端側吻合している．
H：術後の後頭動脈血管造影でバイパスの良好な開存と遠位VA，BAの良好な描出を認める．

豆 知識

症候性頭蓋内主幹動脈狭窄に対する PTA-stent のランダム化比較試験

2008年から2011年にかけて米国で，頭蓋内主幹動脈の70〜90%狭窄による一過性脳梗塞や脳梗塞を来した患者に対するPTA-stentの効果と安全性に関するランダム化比較試験（Stenting and Aggressive Medical Management for Preventing Recurrent Stroke in Intracranial Stenosis：SAMMPRIS）が行われました[1]．血行再建術としてはGatewayでの血管拡張と自己拡張型ステントのWingspanが用いられました．Primary end pointである30日以内の脳卒中と死亡は，PTA-stent群で14.7%，内科的治療群で5.8%であり，451例が登録された時点で内科的治療群の優位性が明らかとなり（P=0.002）試験は終了となりました．

謝辞：貴重な症例情報の提供をいただきました，もみのき病院・細川雄慎先生，森木章人先生に深謝申し上げます．

まとめ

● **VBA 系の主幹動脈狭窄性病変は血行動態が複雑であり，前方循環のそれと比較しても血行再建術の適応に関するエビデンスは乏しい．**

● **VBA 系の主幹動脈狭窄性病変に対する血行再建術の適応は，初発再発，血管拡張術の部位（頭蓋内 or 頭蓋外），側副血行の発達を総合的に検討して判断する必要がある．**

● **VBA 系の主幹動脈狭窄性病変に対する血行再建術の第一選択は血管内治療による血管形成術だが，これが困難もしくはハイリスクな場合は直達手術を考慮する．**

参考文献

1) Chimowitz MI, et al: Stenting versus aggressive medical therapy for intracranial arterial stenosis. N Eng J Med 365: 993-1003, 2011

2) 松原俊二：椎骨動脈起始部・鎖骨下動脈狭窄症，348-55．（中原一郎ほか編：脳血管内治療パーフェクトマスター Ⅵ 疾患の特性と実際の治療法：基本手技の応用篇．メジカルビュー社，東京，2014）

3) Hatano T, et al: Stent placement for atherosclerotic stenosis of the vertebral artery ostium: angiographic and clinical outcomes in 1417 consecutive patients. Neurosurgery 68: 108-16, 2011

4) Henry M, et al: Percutaneous transluminal angioplasty of the subclavian arteries. Int Angiol 26: 324-40, 2007

5) Shin HK, et al: Bilateral intracranial vertebral artery disease in the New England Medical Center, Posterior Circulation Registry. Arch Neurol 56: 1353-8, 1999

6) Fukuda H, et al: Reflux of anterior spinal artery predicts recurrent posterior circulation stroke in bilateral vertebral artery disease. Stroke 46: 3263-5, 2015

3 章

シャント疾患・脳腫瘍の包括的治療選択

1 脳動静脈奇形
術前塞栓術のベネフィット&リスク

疾患の区分　動脈瘤　虚血性疾患　**シャント疾患**　その他
症例の区分　**再発**　**合併症**　**難症例**

症例

25歳男性.

生活歴：市役所勤務，独居.

既往歴：特になし.

現病歴：自宅で朝食を済ませた後に突然の頭痛を自覚し，自身で救急要請した．救急隊接触時は昏睡状態で右瞳孔が散大していた．近医での頭部CTで脳室内出血と急性水頭症を認め，緊急で脳室ドレナージ術が行われた．頭部CT angiographyで右側頭葉に脳動静脈奇形（arteriovenous malformation：AVM）を認めたため，当院に転送となった．

当院入院後は痙攣重積を来したためbarbiturate coma療法を行った．十分な抗てんかん薬を投与した後に覚醒させると意識レベルは徐々に改善し，脳室ドレナージを抜去してリハビリテーションを開始した．

発症後1カ月での神経学的所見：意識清明，四肢の筋力低下を認めず独歩可能．近時記憶障害と注意力障害を認める．

神経放射線学的所見：発症時の頭部CTで脳室内出血と急性水頭症を認める（図1A）．続いて行われた頭部3D-CT angiographyでは右側頭葉内側にAVMが疑われる（図1B）．脳血管撮影では，右中大脳動脈の分枝と前脈絡叢動脈をfeeder，脳室内からbasal vein of Rosenthalに抜ける深部静脈のみをdrainerとし，右側頭葉内側から側脳室下角にかけての31mmのAVMを認める（図1C, D）．Spetzler & Martin gradeは3（size：2，eloquency：0，deep drainer：1）である．

Q 本症例の治療方針を教えてください．

A 出血既往のあるAVMは再出血率が高く，Spetzler & Martin gradeが高いものでもmultimodalityを駆使した治療の対象になります．本症例は再出血率を最も低下させることができるAVM摘出術を行うこととし，術前には摘出術をより安全にするための

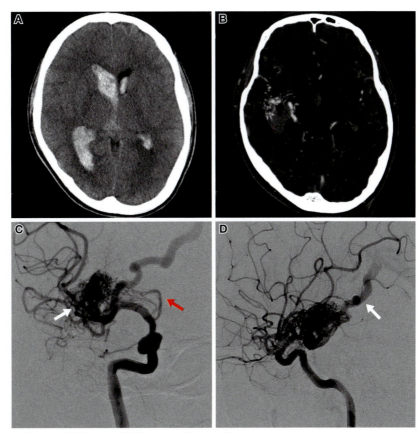

図1 25歳男性．右側頭葉 AVM 破裂による脳室内出血
重度の意識障害で発症した．
A：頭部 CT では脳室内出血を認める．
B：頭部 CT angiography では右側頭葉内側に血管の集簇を認め，AVM が疑われる．
C：右内頚動脈造影正面像では，中大脳動脈の分枝（白矢印）と前脈絡叢動脈（赤矢印）を feeder とする AVM nidus を認める．
D：右内頚動脈造影側面像では，drainer は basal vein of Rosenthal のみであり（矢印），Galen 大静脈に注ぐ．

塞栓術を行うことにしました．

 Q 血管内治療の実際はいかがだったでしょうか？

A 全身麻酔で右大腿動脈に 6Fr シースを挿入しました．まず前脈絡叢動脈からの塞栓を行うこととし，Guidepost（東海メディカルプロダクツ）を distal access catheter として Marathon（日本メドトロニック）を前脈絡叢動脈の choroidal point を越えて挿入しました（図2A，B）．Choroidal point の遠位での塞栓は eloquent area の血流障害が起きにくいとされていますが，解剖学的にはこの部分からも視床や内包にも分枝がある例が報告されていることから[1, 2]，マイクロカテーテルからキシロカインテスト（2%静注用キシロ

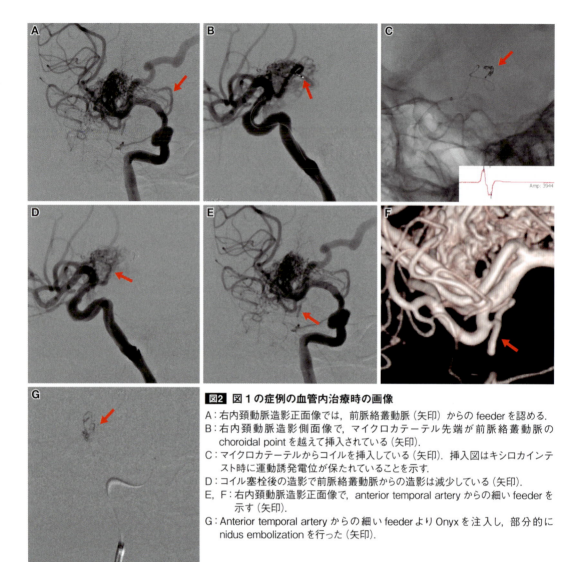

図2 図1の症例の血管内治療時の画像
A：右内頸動脈造影正面像では，前脈絡叢動脈（矢印）からの feeder を認める．
B：右内頸動脈造影側面像で，マイクロカテーテル先端が前脈絡叢動脈の choroidal point を越えて挿入されている（矢印）．
C：マイクロカテーテルからコイルを挿入している（矢印）．挿入図はキシロカインテスト時に運動誘発電位が保たれていることを示す．
D：コイル塞栓後の造影で前脈絡叢動脈からの造影は減少している（矢印）．
E，F：右内頸動脈造影正面像で，anterior temporal artery からの細い feeder を示す（矢印）．
G：Anterior temporal artery からの細い feeder より Onyx を注入し，部分的に nidus embolization を行った（矢印）．

カインを 0.5mL 注入）を行い，運動誘発電位（motor evoked potential：MEP）の低下が起こらないことを確認してこの部位をコイルで塞栓しました（図2C，D）．続いて anterior temporal artery からの feeder にマイクロカテーテルを安全に誘導することができたため（図2E，F），ここから Onyx を少量注入し，feeder から nidus の一部を塞栓しました（図2G）．

Q AVM 摘出術の実際はいかがだったでしょうか？

右前頭側頭開頭で手術を行いました（WEB▶①）．シルビウス裂を開けて内頸動脈を観察すると前脈絡叢動脈が2本分枝していました．1本ずつ遮断して MEP を確認すると，遠位の前脈絡叢動脈遮断で MEP が低下しなかったため，これを一時遮断しながら

nidus を剥離することにしました（図3A）．続いて中大脳動脈 inferior trunk から側頭葉内側に入る feeder を 4 本遮断しました（図3B）．Anterior temporal artery からの feeder に入っている Onyx を追跡することで nidus に到達し，流入する feeder を処理しながら nidus を周囲白質から剥離しました（図3C, D）．側脳室下角を開けて main drainer を確認し，脈絡叢からも nidus を剥離しました（図3E）．Nidus 全体の剥離が終わった後に drainer を切断し，

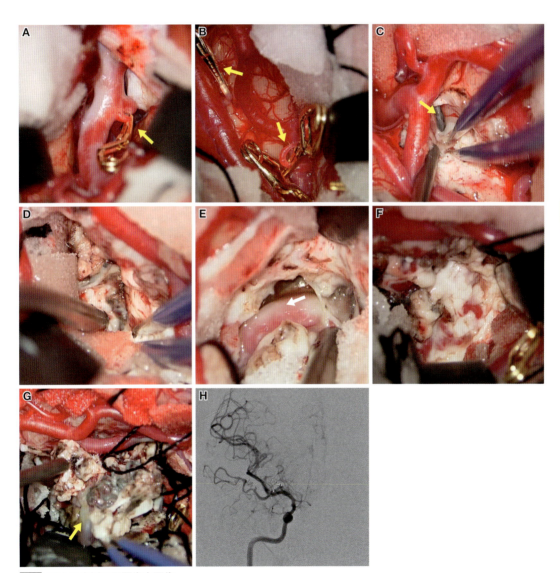

図3 図1の症例の開頭術中画像
A：右前頭側頭開頭でシルビウス裂を開放し，内頚動脈を観察している．前脈絡叢動脈は2本分枝しているが，distal 側の動脈をテストクランプ（矢印）しても運動誘発電位に影響しなかった．
B：中大脳動脈 inferior trunk から側頭葉内側に入る細い feeder を一時遮断している（矢印）．
C, D：Onyx の入っている feeder（矢印）を追跡すると nidus を見つけることができる．
E：Nidus の前内側で脳室を開放し，drainer を確認している．
F：後方にかけて nidus 剥離を進める．
G：黒色化した drainer（矢印）を切断し，nidus を一塊として摘出する．
H：術中血管撮影で nidus の消失を確認した．

nidus を一塊として摘出しました (図3F, G). 術中脳血管撮影を行い，AVM の完全摘出を確認しました (図3H).

Q AVM 摘出術の補助としての血管内手技のメリットとリスクを教えてください.

　AVM 摘出術に際して術前塞栓術のメリットは，①合併する動脈瘤の塞栓，②手術で早期に遮断できない深部 feeder の塞栓，③ nidus 発見の目印，④ nidus 内塞栓による剥離面の確保と出血量の減少，があります．①はとりわけ破裂急性期において重要で，特に出血がくも膜下腔や脳室内が主体である場合は合併動脈瘤が出血源の可能性があります．この場合は急性期再破裂を予防するために，診断脳血管造影に引き続いて動脈瘤を塞栓するメリットは大きいです (図4A-D). つづいて②ですが，手術で早期に遮断しにくい血管としてはいわゆる穿通枝や脳室−皮質吻合動脈の他に，皮質動脈の中では円蓋部を走行しない前大脳動脈，後大脳動脈，上小脳動脈も術前塞栓のターゲットになります．特に小脳 AVM の手術においては，通常の後頭下開頭では早期に処理しにくい上小脳動脈の feeder を塞栓することは重要です (図4E, F). ③については AVM は画像検査で脳表に出ているように見えても，実際は薄い皮質をかぶっていて nidus が発見しにくいことがあります．その場合，drainer が脳表にあればこれを逆行性に追うことで nidus を同定できますが，本症例のように深部静脈のみの場合はそれも難しく，feeder-nidus interface に塞栓物質があれば nidus を見つけやすくなります．

　④の nidus 内塞栓ですが，nidus が塞栓されていれば通常は剥離の際にその場所からは出血しないため，出血量の減少と周囲脳組織の可及的温存に寄与することが考えられます (図4G, H). Onyx は非接着性であるため，nidus を広範囲に塞栓するのに適していますが，Onyx を多量に注入するほどマイクロカテーテルの抜去困難などで血管内治療のリスクが上がります[3,4]．当科では Onyx の経験症例がさほど多くないこともあり，Onyx の nidus 内

Ⓟitfall
Onyx 注入後のマイクロカテーテル抜去困難

カテーテル抜去困難は，一般的に近位側への逆流が長いとき，血管の屈曲が強いとき，末梢のfeeder，注入時間が長いときに起こりやすいとされています[4]．カテーテル抜去困難が起こったときは，マイクロカテーテルに少しずつ牽引力をかけて抜去しますが，ほかの工夫としては，先端離脱式マイクロカテーテルの使用，中間カテーテルを用いたカウンターテンション，マイクロスネアの使用などがあります．どうしても抜去できない場合は，開頭術でfeederを切断して抜去せざるを得ないことがあります[5,6]．

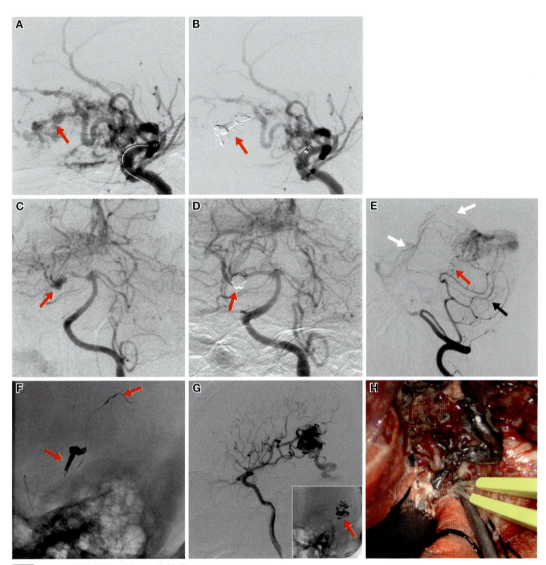

図4 AVM 根治術前の種々の塞栓術
A, B：脳出血で発症した前頭葉 AVM の feeder aneurysm を発症同日に母血管ごと閉塞した.
C, D：くも膜下出血で発症した松果体 AVM の近位後大脳動脈 P2 部動脈瘤に対し, 発症 2 日後に瘤内塞栓を行った. その後 AVM にはガンマナイフ治療を行った.
E：小脳上面正中に位置する破裂 AVM で, feeder は左右の上小脳動脈（白矢印), 後下小脳動脈皮質枝（黒矢印）のほか, 第四脳室天井からの脳室ー皮質吻合動脈である（赤矢印).
F：術前に左右上小脳動脈（矢印, 右は feeder aneurysm を含む）を塞栓した.
G：右頭頂葉の未破裂 AVM に対して Onyx で十分な塞栓が得られた. 挿入図は Onyx cast を示す（矢印).
H：塞栓後の術中写真. Onyx の充填された nidus と周囲白質の境界は明瞭で, 出血も少ない.

への大量注入はなるべく控える方針にしています.

　術中脳血管撮影は 1 回の撮影に 30 分ほどを要する上に, カテーテル操作に伴う合併症リスクがありますが, 術野から直視できない部分の血流評価ができること, 術後出血リスクの高い残存 nidus を閉創前に見つけ出すことができること, というメリットがあります.

Q 具体例で詳細について教えてください．

2症例，紹介します．1つ目の症例は42歳の女性で，脳内出血で発症した最大径62mmの右前頭葉AVMです（WEB▶❷）．AVMのサイズが大きいため，術前の脳血管造影では右frontopolar artery以外のfeederを同定することが困難でした（図5A）．AVM摘出術においては，このmain feederを遮断して術中脳血管造影を行ったところほとんどnidus血流が減少していませんでした（図5B）．そこで右前大脳動脈A2 segmentを脳梁から前交通動脈の全長にわたって追跡したところ，A2から直接nidusに入る9本ものshort feederを認めたためこの全てを切断しました（図5C, D）．この後にあらためて行った脳血管造影ではnidus内血流の著明な減少を認めたため（図5E）nidusの剥離を開始し，安全にAVMを摘出することができました．

もう1例は64歳の女性で，小脳出血＋くも膜下出血で発症した小脳上面のAVMです（WEB▶❸）．術前の塞栓術で両側の上小脳動脈からのfeederを塞栓できたため，正中後頭下

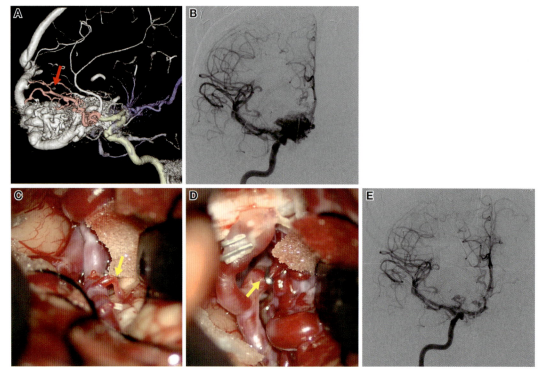

図5 その1：42歳女性．術中脳血管造影を用いて治療した例
脳内出血で発症した，最大径62mmの右前頭葉AVM．
A：右内頚動脈3D-DSA側面像で，右frontopolar arteryがmain feederである（矢印）が，他のfeederはA2との距離が近すぎて判別できない．
B：Main feederを一時遮断して術中脳血管造影を行うと，AVMの血流はほとんど減少していない．
C，D：大脳半球間裂を広く開放し，右A2を脳梁膝部から頭蓋底まで追跡すると，直接nidusに入るshort feederを認める．
E：A2からのfeederを全て遮断した後の術中脳血管造影では，AVM血流が著明に減少している．この後，nidusの剥離を開始した．

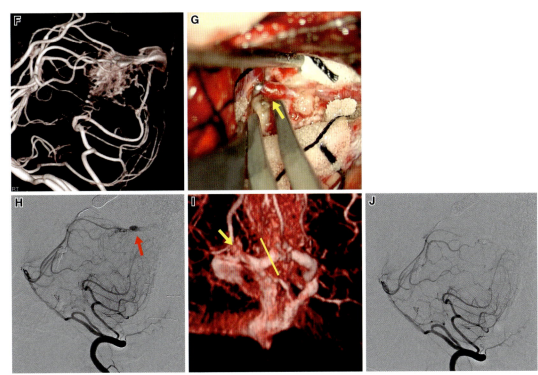

図5 その2：64歳女性．術中脳血管造影を用いて治療した例
小脳出血＋くも膜下出血で発症した小脳上面正中に位置するAVM．
F：3D回転脳血管造影では，両側上小脳動脈，両側後下小脳動脈からfeedingを受けるAVMを認める．
G：Nidusの剥離中に，2本のdrainerのうちnidus上面からtentorial sinusに流出するdrainerを切断した．
H：AVM摘出後に術中脳血管造影を行うと，小さなAVシャントが残存している．
I：小脳上面から見た術野viewを見直すと，左のdrainerを黄直線の箇所で切断しており，tentorial sinus直前に分断されて残存したnidusを認める（矢印）．
J：再摘出術後の術中脳血管造影ではAVMは全摘出されている．

開頭infratentorial approachで摘出を試みました（図5F）．後下小脳動脈からのfeederを遮断した後に前方に回って上小脳動脈からのfeederを遮断し，nidusの剥離を進めました．Drainerは上方に2本あり，左はtentorial sinusに，右はconfluenceに流出していました．途中で左側のdrainerを切断し（図5G），nidusの剥離を終えて右側のdrainerを切断して摘出しました．ここで術中脳血管造影を行うと，小さなnidusを通して左側にAVシャントが残存していることがわかりました（図5H）．途中で左側のdrainerを切断した箇所が実はnidus内であり，ここでnidusを分断していたことによるものでした（図5I）．あらためて外側にnidusの剥離面を取り直し，drainerもテントまで追跡して全摘出することができました（図5J）．深部AVMの手術では術野が制限されていることからnidusの全貌が確認しづらく，思いがけない箇所にnidusが残存し得ることを実感する症例でした．

テント下の AVM 治療に際して留意することはなんでしょうか？

まず術前塞栓についてですが，テント下 AVM の塞栓術はテント上に比べて有意に合併症が多いことが知られており，その原因として，テント下の動脈の蛇行が強いことと径が小さいことが挙げられています[7]．そのため，特にテント下 AVM の術前塞栓術については nidus 内の塞栓にこだわらず，feeder 塞栓にとどめるなどの配慮が必要です．次に，nidus が小脳上面 tentorial surface に至る場合は，通常の後頭下開頭でのアプローチでは nidus 前面の剥離に不安を感じることがあります．このような場合，テント上からの transtentorial approach を組み合わせることが有効です．

症例は 15 歳の女性で，小脳出血で発症し，これまでに 2 度の AVM 摘出を行っていますがそのたびに再出血を来していました．3 度目の小脳出血の後に当科に紹介となりました（図 6A）．Diffuse nidus であること，複数回の塞栓術と摘出術を受けていることから，術前の画像検査では nidus の範囲の特定が難しく，nidus の前方，上方の剥離に不安が残りました（図 6B，C）．そこで，後頭下開頭に右 occipital transtentorial approach を組み合わせて手術をすることにしました．結果的には transtentorial のルートは feeder の遮断にのみ用い（図 6D），nidus の剥離は後頭下開頭から行うことができました（図 6E）．本症例では nidus は術前の予想よりもかなり広範であり（図 6E-G），手術に困難が予想される症例ではテント下，テント上両方からのアプローチを考慮する必要があると感じました．

 AVM の血管内治療の今後の展望を教えてください．

新しく AVM の血管内治療に導入された Onyx は，nidus への十分量の注入により開頭術の安全性を飛躍的に高めたり，症例によっては血管内治療単独で AVM を根治せしめたりできる可能性を秘めています．また Onyx は 2018 年に硬膜動静脈瘻に対する経動脈的塞栓への適応拡大がなされたため，症例が少ない施設でも手技に習熟する機会が増えました．そして経静脈的塞栓，バルーンカテーテルの併用，先端離脱式マイクロカテーテルの導入といった技術とデバイスの進歩により AVM の血管内治療の根治性と安全性はますます向上することが期待できます[5, 8, 9]．

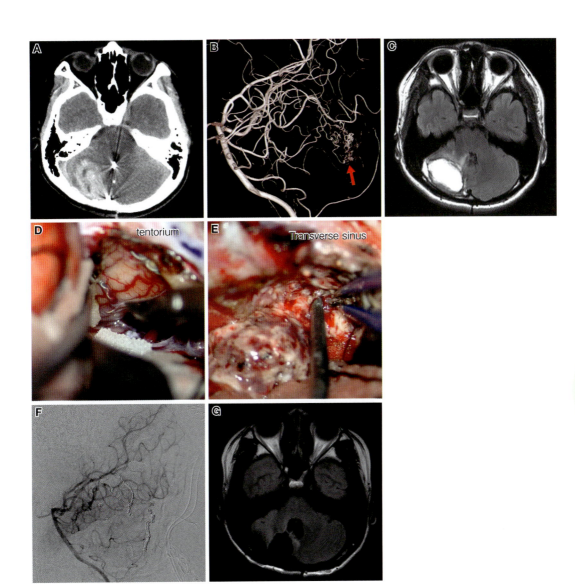

図6 3度目の小脳出血を来した15歳女性

これまでに2度の小脳出血を来し，そのたびにAVM摘出術を行われている．3度目の小脳出血を来し当科に紹介された．
A：頭部CTでは右小脳半球に脳出血を認める．前回手術で使用されたコイルアーチファクトを認める．
B：3D-DSAでは，上小脳動脈，前下小脳動脈，後硬膜動脈からfeedingを受けるdiffuse nidusを認める．
C：MRI FLAIR画像では出血，浮腫，コイルアーチファクトの影響もあり，nidusを示すflow voidの位置は不明である．
D：術中写真．右occipital transtentorial approachでテント（tentorium）切開を行った．Nidusは小脳上面には達しておらず，この術野からはfeederの処理のみ行った．
E：術中写真の続き．後頭下開頭の術野から，nidusがdiffuseに正中前方に伸びているところを追跡して剥離している．
F：術中脳血管造影でAVMの全摘出を確認した．
G：術後のMRI FLAIR画像では，摘出腔は第四脳室天井まで及んでいる．

豆知識

AVM 塞栓術におけるリスク因子

2010年から2014年に行われた本邦の脳神経血管内治療症例を集積したThe Japanese Registry of Neuroendovascular Therapy（JR-NET）- 3より1,063回の頭蓋内AVM塞栓術が抽出され，AVM塞栓術におけるリスク因子が分析されました．多変量解析の結果，テント下AVMが手技合併症の有意なリスク因子でした[7]．そのほか，この研究を含む複数の報告で放射線外科術前の塞栓術で合併症リスクが報告されており，この要因としてAVM自体が手術手技が回避されがちなeloquent, deep locationであること，放射線外科を効果的に行うためにはできる限りnidus内塞栓を行う必要があること，が挙げられています[10]．

まとめ

● AVM に対する術前塞栓術＋摘出術の複合治療においては，トータルの合併症を最小限にするように治療戦略を立てる必要がある．

● AVM の術前塞栓術においては，摘出術から逆算してのメリットとリスクを塞栓血管ごとに明確に認識しておくべきである．そのため，症例によっては nidus 内塞栓にこだわらない配慮も必要である．

● 血管内治療の技術とデバイスの進歩はめざましく，今後 AVM の血管内治療の根治性と安全性が飛躍的に向上する可能性がある．

参考文献

1) Elkordy A, et al: Embolization of the choroidal artery in the treatment of cerebral arteriovenous malformations. J Neurosurg 126: 1114-22, 2017

2) 宜保浩彦ほか：Willis動脈瘤前半部の動脈 - 前脈絡叢動脈，8-9（宜保浩彦ほか編：臨床のための脳局所解剖学．中外医学社，東京，2000）

3) Katsaridis V, et al: Curative embolization of cerebral arteriovenous malformations（AVMs）with Onyx in 101 patients. Neuroradiology 50: 589-97, 2008

4) Saatci I, et al: Endovascular treatment of brain arteriovenous malformations with prolonged intranidal Onyx injection technique: long-term results in 350 consecutive patients with completed endovascular treatment course. J Neurosurg 115: 78-88, 2011

5) Flores BC, et al: Use of Apollo detachable-tip microcatheter for endovascular embolization of arteriovenous malformations and arteriovenous fistulas. J Neurosurg 130: 963–71, 2018

6) 宮地茂：脳動静脈奇形の血管内治療：特に塞栓物質について，111-8（中瀬裕之編：プライム脳神経外科 3 脳・脊髄動静脈奇形と頭蓋内・脊髄硬膜動静脈瘻 III-（2）血管内治療．三輪書店，東京，2019）

7) Sato K, et al: Complications of endovascular treatments for brain arteriovenous malformations: A nationwide surveillance. AJNR Am J Neuroradiol 41: 669-75, 2020

8) Mendes GA, et al: Transvenous curative embolization of cerebral arteriovenous malformations: a prospective cohort study. Neurosurgery 83: 957–64, 2018

9) Spiotta AM, et al: Balloon-augmented Onyx embolization of cerebral arteriovenous malformations using a dual-lumen balloon: a multicenter experience. J Neurointerv Surg 7: 721–7, 2015

10) Pan J, et al: Angioarchitectural characteristics associated with complications of embolization in supratentorial brain arteriovenous malformation. AJNR Am J Neuroradiol 35: 354-9, 2014

2 脊髄動静脈瘻
画像診断と病型分類の進歩

疾患の区分　動脈瘤　虚血性疾患　**シャント疾患**　その他
症例の区分　再発　**合併症**　**難症例**

症例

37歳男性．

生活歴：市役所勤務，車椅子使用で事務職．

既往歴：2歳のときに両下肢の運動障害を生じ，頸髄の動静脈奇形と診断され，12歳までに数回のコイル塞栓術を受けた．背部の皮膚に血管腫を認め，spinal arteriovenous metameric syndrome（SAMS，当時のカルテには Cobb 症候群と記載あり）と診断された．30歳ごろから下肢の運動障害，膀胱直腸障害，右半身のしびれ，痛みが悪化し，車椅子生活を送っていた．さらに半年前からは右上肢の運動障害と起床時の頭痛が出現していた．

現病歴：自宅で突然の意識障害を来し，前医に搬送された．初診時 GCS E4V2M4，四肢弛緩性麻痺を認め，頭部 CT でびまん性のくも膜下出血（SAH）を認めた（WFNS grade IV）．CT angiography では頭蓋内に出血源を認めず，脊髄の評価で以前から指摘されていた静脈瘤が増大していたため，この静脈瘤破裂による SAH と診断した．保存的加療で神経症状が発症前と同程度までほぼ回復し，脊髄血管奇形の治療のため当科に転院となった．

発症後1カ月での神経学的所見：意識清明，両下肢は MMT 0/5 の弛緩性麻痺で感覚脱失，膀胱直腸障害あり．体幹は Th10 レベル以下で温痛覚低下，左上肢は運動・感覚ともに正常だが，右上肢は遠位筋優位の筋力低下，巧緻運動障害を認める．

神経放射線学的所見：発症時の頭部 CT で SAH を認める（図1A）．続いて行われた頭頸部 3D-CT angiography では脊柱管内の拡張した静脈から頭蓋内静脈への逆流が疑われる（図1B）．脊髄血管撮影では，右 Th5, 8，左 Th3〜6 の肋間動脈造影でこれらからの後椎体動脈から Th5 脊柱管外静脈へのシャントを認め，Th5 神経根静脈は逆流して硬膜内に入り Th4 レベルで varix を形成している（図1C-E）．さらに左 Th7 肋間動脈造影で根髄動脈が上行して varix に直接流入し perimedullary arteriovenous fistula（AVF）となっている（図1F, G）．

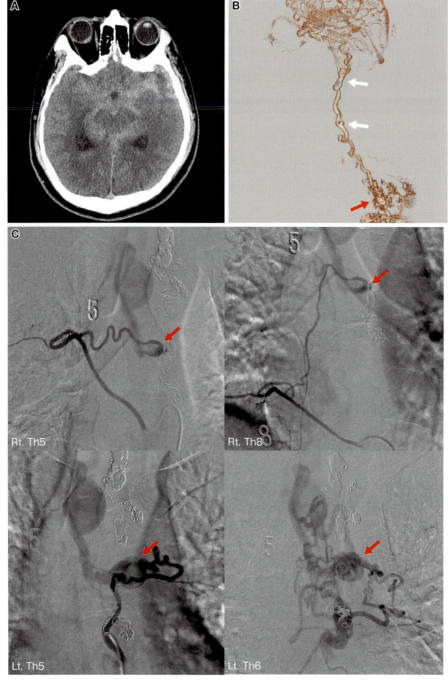

図1 37歳男性．脊髄動静脈瘻によるくも膜下出血（SAH）の症例（その1）

A：頭部CTでびまん性SAHを認める．
B：頭頚部3D-CT angiography再構成像から骨成分をsubtractionしたもの．画像の最も尾側にvarixを認め（赤矢印），頚部脊柱管内に拡張した静脈を認める（白矢印）．
C：肋間動脈造影（右Th5, 8, 左Th5, 6）．後椎体動脈からTh5脊柱管外静脈へのシャントを認め（矢印），Th5神経根静脈は逆流して硬膜内に入りTh4レベルでvarixを形成している．

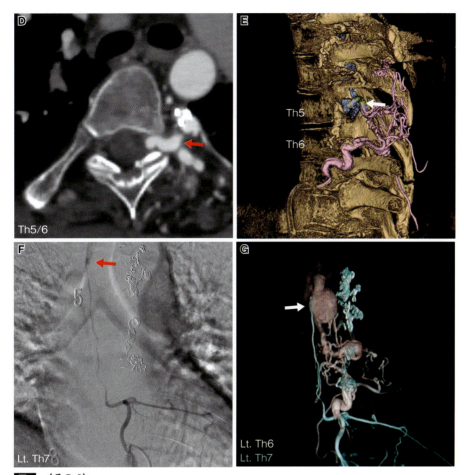

図1 （その2）
D：胸椎造影 CT では，左 Th5/6 椎間孔から drainer が硬膜内に入っている（矢印）．
E：左 Th6 肋間動脈からの non-subtraction 3D 回転造影の再構成像で，動静脈シャントは脊椎外に存在し（矢印），Th5/6 椎間孔から drainer が硬膜内に入っている．
F：左 Th7 肋間動脈造影で根髄動脈が上行して varix に直接流入し perimedullary AVF となっている（矢印）．
G：左 Th6（白），左 Th7（青）それぞれの肋間動脈 3D-DSA を fusion した画像．脊椎外シャントからの逆流による静脈拡張が varix を形成し，その varix 上に根髄動脈からのシャントが形成されていることがわかる．

Q 本症例の診断と治療方針を教えてください．

A SAMS は同髄節分布に（周辺髄節を含んでもよい），脊髄，脊椎，傍脊椎軟部組織，筋肉，皮下組織，皮膚などの血管奇形を合併する病態です[1]．本症例は SAMS 関連の胸椎胸髄多発性 AVF で，脊髄静脈の逆流が頭蓋内にまで及んでおり，varix の破裂による SAH に加え，最近の症状の悪化から頸髄の congestive myelopathy と頭蓋内圧亢進が進行していると考えられます．幸い，SAMS に特徴的な硬膜内拡張血管の diffuse なネットワークを認めなかったため，再出血と myelopathy 進行の予防，頭蓋内圧亢進解除のためにできるだけ根治に近い治療を行いたいと考えました．脊柱管外静脈へのシャントは部位から

139

は paraspinal AVF と考えられましたが[2,3],single drainer でシャント血流も多いため,直達手術で drainer 遮断を行う方針としました.

手術の実際はいかがだったでしょうか？

ハイブリッド手術室で治療を行いました（WEB▶1）.全身麻酔で右大腿動脈に 4Fr シースを挿入しました.OPTIFLUSH XL AL-1.0（テルモ）で左 Th5 の肋間動脈を選択してここから Renegade（ボストン・サイエンティフィック ジャパン）を遠位に進めて造影用カテーテルとしました（図2A）.腹臥位として Th5, Th6 の椎弓を切除し（図2B）,硬膜を開けると Th5-6 椎間孔から入る径の大きい drainer を認めたため（図2C）,これを一時遮断して Doppler,Renegade からの経動脈的 ICG angiography（0.025mg/mL）と術中血管撮影で drainer 血流の消失を確認した後に焼灼切断しました（図2D-F）.Perimedullary AVF は後日改めて治療することとしました.

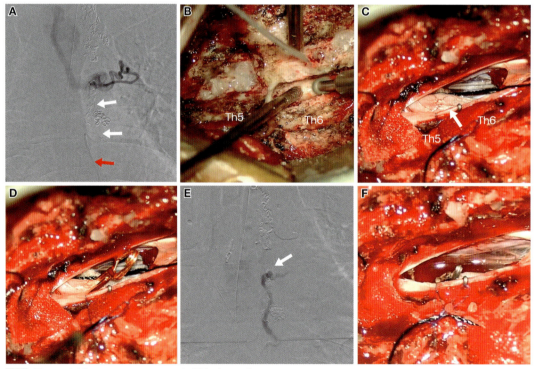

図2 図1の症例の paraspinal AVF 離断術時の画像

A：左 Th5 肋間動脈に OPTIFLUSH XL AL-1.0 カテーテル先端を wedge させ（赤矢印），ここから Renegade を肋間動脈遠位まで進めてシステムを安定させた（白矢印）.Renegade からの造影で動静脈シャントが明瞭に描出される.
B：Th5, 6 の椎弓切除を行っている.
C：左 Th5/6 椎間孔から硬膜内に進入した径の大きい drainer を認める（矢印）.
D：Drainer をテンポラリークリップで一時遮断している.経動脈的 ICG angiography ではクリップ以遠の血流が消失している（挿入図）.
E：一時遮断下の術中血管造影で，静脈の硬膜内逆流は消失している（矢印）.
F：Drainer を hemoclip で遮断した後に切断した.

Q Perimedullary AVF 治療の実際を教えてください．

A Paraspinal AVF 手術の1カ月後に治療を行いました（WEB▶②）．Single feeder ではありましたが feeder が太く varix に入るシャント孔が大きいため，血管内治療で根治が可能と考えました[4,5]．全身麻酔で右大腿動脈に 4Fr シースを挿入しました．AL-1.0 で左 Th7 の肋間動脈を選択して**（図3A）** ここから 3D 血管造影を行い working angle を設定しました．Carnelian High Flow / MARVEL（東海メディカルプロダクツ）を

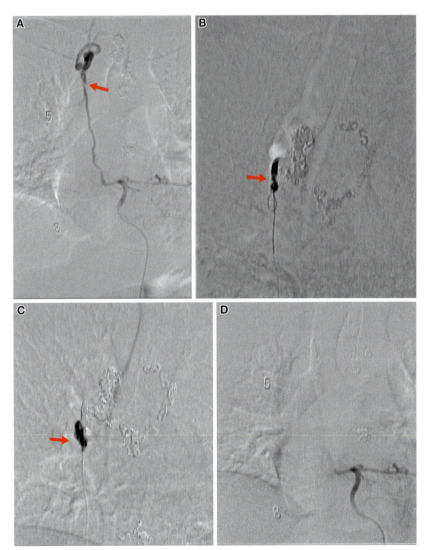

図3 図1の症例の perimedullary AVF 塞栓術時の画像
A：AL-1.0 カテーテルからの左 Th7 肋間動脈造影．根髄動脈が varix に直接シャントを形成している（矢印）．Varix は以前よりは縮小している．
B：マイクロカテーテルをシャントを通過させて varix 内に挿入し，ここから varix 内をコイルで塞栓している（矢印）．
C：その後に NBCA で varix 内をさらに閉塞させている（矢印）．
D：最終造影で，シャント血流の消失が確認された．

CHIKAI 0.014（朝日インテック）を用いてシャントを通過させ，MARVEL を varix 内でターンするまで挿入し，ここから Target ULTRA コイル（日本ストライカー）4 本を varix 内に入れた後（図3B），NBCA 20% 0.26mL でシャント部から少し逆流するところまで塞栓しました（図3C）．確認血管造影でシャントが消失していることを確認して手技を終了しました（図3D）．術後経過は順調で，起床時の頭痛は消失し，3 カ月のリハビリテーションで右上肢の巧緻運動は実用レベルまで回復しました．

Q 脊髄 AVF 直達手術においてカテーテル手技を併用することのメリットと注意点を教えてください．

A 最大のメリットはシャントと思われる箇所を一時遮断したときにその場で血管造影を行って，シャントの確実な閉塞を確認できることです．それに加えてカテーテルから経動脈的 ICG angiography が可能となり，これは経静脈法と比較して ICG の washout がよいため短時間に繰り返すことができることと，ICG 使用総量を抑えられるというメリットがあります[6]．また脊髄 AVF の好発部位である胸椎は，肋骨の存在により椎体が視認しにくいこと，椎体－椎弓－棘突起のラインが尾側に大きく傾いていることから術中 X 線透視をもってしても正確なレベル確認がときに困難ですが，カテーテルやそこからの造影の位置情報により椎弓切除レベルの決定に貢献することができます．注意点としては，仰臥位から腹臥位への体位変換の際にカテーテルが肋間動脈から抜けてしまうと再挿入が困難になることが挙げられます．Renegade のような内腔の大きなマイクロカテーテルを造影用として肋間動脈遠位まで進めることで抜去予防となりますが，当科では繋いだ A ラインがカテーテルを牽引してしまって Renegade ごと肋間動脈から脱落した症例を経験しています（図4）．

Q 脊髄 AVF の中で最も頻度の多い硬膜 AVF（dAVF）治療における直達手術と血管内治療の比較について教えてください．

A 直達手術の利点は，①根治率が高い，②流入動脈と同一の分節動脈から脊髄動脈が起始する，椎骨動脈への塞栓物質逆流の可能性がある（図5）といった血管内治療のリスクが高い症例も含めて基本的には全ての病変に対応できる，が挙げられます．これに対して血管内治療の利点は，①低侵襲でリハビリテーションの開始が早い，②術後の正常灌流静脈の血流低下による血栓化を予防するためのヘパリン投与が術直後から開始できる，があります．当科では高い根治率を重視して直達手術を第一選択としていますが，神経症状や全

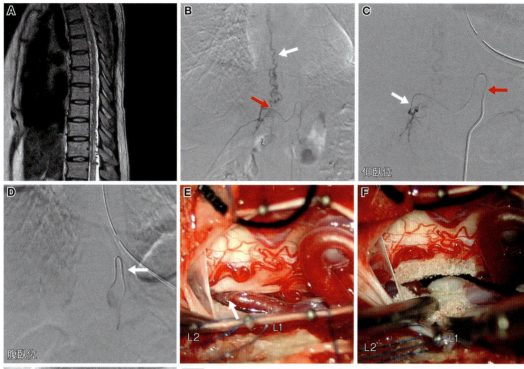

図4 53歳女性．両下肢の筋力低下で発症した右L1の硬膜動静脈瘻の症例

A：胸腰椎MRI T2 sagittal像で脊髄周辺に拡張したflow voidを認め，髄内には浮腫も認める．
B：右L1腰動脈造影で硬膜動静脈瘻を認め（赤矢印がシャント部位），脊髄静脈が逆流している（白矢印）．
C：動静脈瘻離断術において，まず仰臥位で4Fr Michaelsonカテーテルを右L1腰動脈にwedgeさせ（赤矢印），ここからRenegadeを腰動脈遠位まで進めてシステムを安定させた（白矢印）．
D：椎弓切除のために患者を腹臥位にすると，マイクロカテーテルごとシステムが外れて大動脈内に脱落していた（矢印）．術中診断造影は断念した．
E：椎弓切除の後に脊髄硬膜を開くと，L1/2椎間孔から硬膜内に進入するdrainerを認める（矢印）．
F：Drainerを凝固切断している．
G：閉創後に患者を仰臥位に戻し，あらためて確認造影を行った．右L1腰動脈造影で硬膜動静脈瘻は消失している．

身状態がよくない例では血管内治療も行います．

 Q 最後に，本項で提示された症例が過去にはflow reductionしかできなかったにもかかわらず，今回の一連の治療で根治に至った背景を教えてください．

A 脊髄の血管奇形は，病変サイズが小さいこと，脊髄血管造影が技術的に難しいこと，脊髄の正常血管が血管造影で描出が弱いこと，といった理由により，脳の血管奇形よりも病変の血管解剖の描出と理解が困難です．そのため，約50年前から現在に至るまで

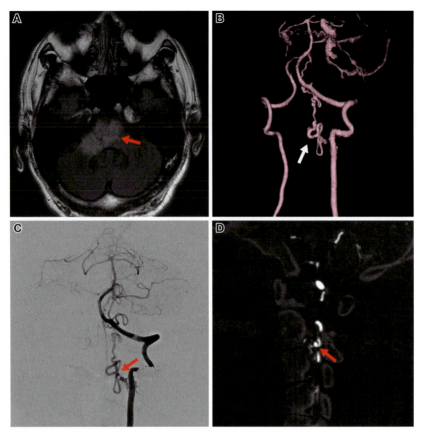

図5 73歳男性．歩行障害で発症した頸髄硬膜動静脈瘻の症例
A：頭部MRI FLAIR画像で橋の右側優位にhyperintensityを認め（矢印），浮腫と考えられる．
B：3D-CT angiographyの再構成像で脊柱管内静脈の拡張を認め（矢印），頭蓋内まで逆流している．
C：左椎骨動脈造影で椎骨動脈から分岐した根髄膜動脈が硬膜上で動静脈シャントを形成している（矢印）．
D：3D回転左椎骨動脈造影のMIP画像で，シャントは左C2/3椎間孔の硬膜に存在する（矢印）．

の期間に画像診断法の発展に伴い脊髄血管奇形の病型分類は変遷してきました．1960～1970年代には脊髄血管奇形は血管構造を元に3型に分類されていましたが，1980年代に入りシャント部位の概念が導入され，dAVFとperimedullary AVFの分類が提唱されました．続いて1990年代には直達手術，血管内治療の適応を決めるためにperimedullary AVFが3型に細分化され，2000年代にはextradural AVFの分類が新たに加わっています．この間に脊髄血管造影の分野ではDSA，高解像化，マイクロカテーテル，3D撮影とそのVR画像，MIP画像，Cone beam CTといった機器と技術の発展がみられました．そしてそこで得られた精細な画像を手術所見や血管内治療所見と対比することで，より正確で治療予後に直結する病型分類が可能になりました[5]．

　本項で提示された症例の初発時（2歳）は1980年代の序盤であり，DSAは低解像度で

① 1971年 Di Chiro ら

Type I	Single coiled vessel type
Type II	Glomus type
Type III	Juvenile type

③ 1993　Mourier, Merland ら（② Heros らの分類の Type IV を細分化）

Type I	Dural AVF		
Type II	Intradural glomus AVM		
Type III	Intradural juvenile AVM		
Type IV	Intradural perimedullary AVF	Subtype I	Single feeder, small AVF
		Subtype II	Multiple feeders, medium AVF
		Subtype III	Multiple feeders, giant AVF

② 1986　Heros ら

Type I	Dural AVF
Type II	Intradural glomus AVM
Type III	Intradural juvenile AVM
Type IV	Intradural direct AVF

④ 2008　Lasjaunias ら

I	Dural AVF		
II	Glomus AVM		
III	Juvenile AVM		
IV	Perimedullary AVF	IV a	A single feeder and small AVF
		IV b	Multiple feeders and medium AVFs
		IV c	Multiple feeders and a giant AVF
V	Extradural AVF	Va	with intradural venous drainage
		Vb	without intradural venous drainage

図6　脊髄血管奇形の病型分類の変遷（文献 6 をもとに作成）
① 1971年の Di Chiro らによる血管構造からみた 3 型の分類[7].
② 1986年に Heros らにより direct AVF（現在の perimedullary AVF）が type IV として追加された[8].
③ 1993年に②で追加された type IV がさらに 3 つの subtype に細分類された[9].
④ 2008年に Lasjaunias らにより extradural AVF の分類が type V として追加された[11].

3D 撮影の技術もなく，当時のカルテでは髄内の varix と硬膜外のシャント血流の所見から「Juvenile type AVM associated with Cobb syndrome，髄内に nidus を認める」との記載がありました．このため症状が悪化しても根治術のリスクが高いと考えられ姑息的治療が行われてきましたし，実際に SAMS の脊髄動静脈奇形は広範な multiple shunt を伴い根治が困難なことが多いです[1]．しかしながら今回の診断治療では，典型的な juvenile type に見られる硬膜内拡張血管の diffuse なネットワークは認められず，1990～2000 年代に新たに分類された perimedullary AVF と extradural AVF の合併であることが判明し，根治につなげることができました．

⸨豆⸩知 識

脊髄血管奇形の病型分類の変遷

1971年に Di Chiro らによりはじめて病型分類が記載され，脊髄血管奇形は血管構造により single coiled vessel type，glomus type，juvenile type の3型に分類されました[7]．これはそれぞれ現在も dAVF，glomus AVM，juvenile AVM として認知されています．その後1986年に Heros らにより direct AVF（現在の perimedullary AVF）の分類が追加され[8]，その perimedullary AVF は1993年に Mourier, Merland らによりさらに3つの subtype に細分類されました[9]．2000年代に入り Spetzler ら，Lasjaunias らにより extradural AVF の分類が追加されて現在に至ります[10, 11]．脊髄血管奇形の病型分類の変遷を**図6**にまとめました．

まとめ

● 脊髄血管奇形の病型分類は画像診断法の発展に伴い変遷してきた．直近の分類法は詳細なシャント位置の同定に基づいており，安全で効果的な治療につながっている．

● 脊髄 dAVF は直達手術，血管内治療のいずれでも治療可能だが，直達手術は根治性，血管内治療は低侵襲性という利点がある．

● 脊髄 dAVF や perimedullary AVF の直達手術においては，シャントの位置や閉塞の確認のため，術中脊髄血管撮影や経動脈的 ICG angiography といった術中モダリティの活用が重要である．

参考文献

1) Niimi Y, et al: Spinal arteriovenous metameric syndrome: Clinical manifestations and endovascular management. AJNR Am J Neuroradiol 34: 457-63, 2013
2) Niimi Y, et al: Pediatric nonvertebral paraspinal arteriovenous fistulas along the segmental nerve: clinical, imaging, and therapeutic considerations. J Neurosurg Pediatr 103: 156-62, 2005
3) Berenstein A, et al: Surgical Neuroangiography 2.2. Springer-Verlag, Berlin, 2004, 737-847; 849-72
4) Mourier KL, et al: Intradural perimedullary arteriovenous fistulae: results of surgical and endovascular treatment in a series of 35 cases. Neurosurgery 32: 885-91, 1993
5) 高井敬介：脊髄動静脈奇形の分類の歴史的変遷. Jpn J Neurosurg (Tokyo) 26: 326-32, 2017
6) Horie N, et al: Intra-arterial indocyaninegreen angiography in the management of spinal arteriovenous fistulae. Spine 37: E264-E267, 2012
7) Di Chiro G, et al: Radiology of spinal cord arteriovenous malformations. Prog Neurol Surg 4: 329-54, 1971
8) Heros RC, et al: Direct spinal arteriovenous fistula: a new type of spinal AVM. Case report. J Neurosurg 64:134-9, 1986
9) Mourier KL, et al: Intradural perimedullary arteriovenous fistulae: results of surgical and endovascular treatment in a series of 35 cases. Neurosurgery 32: 885-91, 1993
10) Spetzler RF, et al: Modified classification of spinal cord vascular lesions. J Neurosurg 96 (2 Suppl) : 145-56, 2002
11) Geibprasert S, et al: Dural arteriovenous shunts: a new classification of craniospinal epidural venous anatomical bases and clinical correlations. Stroke 39: 2783-94, 2008

3 出血性脳腫瘍
硬膜内血管からの塞栓術を考える

疾患の区分　動脈瘤　虚血性疾患　シャント疾患　**その他**
症例の区分　再発　**合併症**　**難症例**

症例

59歳，右利き男性

生活歴：神主．

現病歴：1カ月前から右下肢の筋力低下を自覚し近医を受診，頭蓋内精査で腫瘤性病変を指摘された．精査の結果，術前診断は大脳鎌髄膜腫であり，同院で摘出術を予定されていたが，術前の中硬膜動脈からの栄養動脈を塞栓した時点で摘出術の依頼があり，当院に転院搬送となった．同院での入院中も症状は増悪していた．

当院搬送時の神経学的所見：意識清明，右上下肢の筋力低下あり上肢 MMT 2/5，下肢 MMT 3/5．軽度の構音障害と運動性失語を認める．

神経放射線学的所見：頭部 MRI で大脳鎌に付着する 70mm の mass lesion を認め，ほぼ均一な造影を受ける（図1A, B）．前医での脳血管造影では中硬膜動脈からの meningeal feeder と前大脳動脈からの pial feeder を認め，後者からの血流供給が非常に多い．前医での術前塞栓では，中硬膜動脈からの栄養動脈のみが塞栓されているが，有意な血流減少は得られていない（図1C, D）．

Q 本症例の診断と治療方針を教えてください．

A 診断は画像所見からも大脳鎌髄膜腫と考えられました．進行性の神経学的脱落症状を来しており，摘出術を行う方針としました．摘出術の戦略としては，中硬膜動脈からの塞栓が行われているため大脳鎌からの切離は可能と考え，切離後に周囲軟膜からの剥離と血流遮断をしながら腫瘍を内減圧する方針としましたが，かなりの術中出血が予想されました．

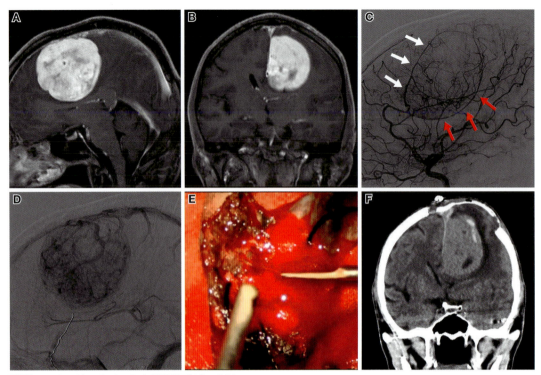

図1 59歳男性．大型の左大脳鎌髄膜腫の症例

A，B：頭部造影 MRI で大脳鎌に付着する最大径 70mm の腫瘍性病変を認める．高度の mass effect を認める．
C，D：左内頸動脈造影の動脈相で腫瘍前方の middle internal frontal artery（白矢印）と後下方の posterior internal frontal artery（赤矢印）から腫瘍が造影される．静脈相でも腫瘍内部に造影剤が残っており腫瘍内部の拡張した血管床の存在が示唆される．
E：1回目の開頭腫瘍摘出術の術中写真．腫瘍表面を十分に凝固してから切開したが，切開部から動脈性出血が噴出している．
F：術後の頭部 CT 冠状断再構成像．腫瘍はほとんど減量されておらず，周囲脳実質には浮腫を認め，外減圧部から脳実質が膨隆している．

Q 手術の実際はいかがだったでしょうか？

A　頭位は正中，vertex up とし，開頭は正中の上矢状静脈洞をまたぎ左側に大きく，腫瘍を囲むように行いました．硬膜切開後に大脳鎌から腫瘍の detach を始めましたが，十分凝固したと思っても一太刀ごとに腫瘍側から大量に出血し，止血に難渋しました．その手技を継続すると出血過多になると判断し，いったん外側で腫瘍と軟膜を剝離して軟膜からの栄養血管を遮断し，剝離した腫瘍被膜直下の腫瘍を摘出しようと試みましたが，ここでも大量の出血に見舞われました（図1E）．長時間かけても腫瘍がほとんど摘出できないまま，出血量だけがかさんだため，今回の大量摘出は断念することとしました．軟膜からの剝離手技や静脈灌流障害の影響か，閉創時に著明な脳浮腫を認めたため，骨弁は戻さず外減圧としました（図1F）．手術時間は 16 時間，術中出血量は 2,000mL に及びました（WEB▶1）．

術後神経症状は悪化し，意識は昏迷，全失語，右上肢 MMT 2/5，右下肢 MMT 1/5 とな

りました.

Q その後の治療はどうしたのでしょうか？

軟膜血管からの血流が非常に多いため，左前大脳動脈からの腫瘍栄養血管塞栓術を行うこととしました．前大脳動脈からの塞栓術は passing artery の閉塞による脳梗塞のリスクもありますが，前大脳動脈系は比較的側副血行が豊富なこと[1]，腫瘍の可及的摘出ができないと予後不良であることを考慮して血管内治療に踏み切りました．局所麻酔下に右大腿動脈に 6Fr のシースを挿入し，6Fr のガイディングカテーテルを右内頚動脈に留置しました（図 2A）．4.2Fr の FUBUKI（朝日インテック）を distal access catheter として内頚動脈海綿静脈洞部まで入れ，その中に Marathon（日本メドトロニック）を入れて前大脳動脈遠位まで誘導して腫瘍の栄養血管のなるべく腫瘍に近いところに先端を留置しました．マイクロカテーテル造影を行って脳実質を栄養する passing artery を認めないことを確認し，17

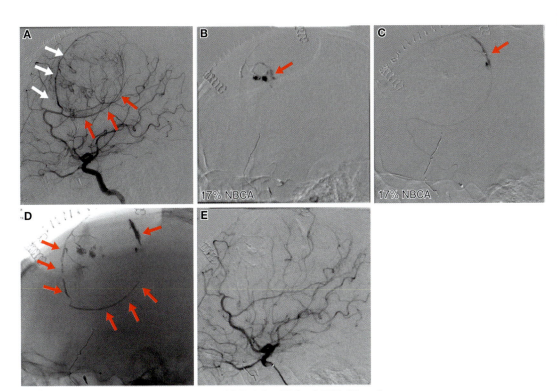

図2 図1の症例の血管内治療と2回目の腫瘍摘出術に関連した画像（その1）
A：左内頚動脈造影で腫瘍前方の middle internal frontal artery（白矢印）と後下方の posterior internal frontal artery（赤矢印）からの腫瘍造影を認める．
B：Middle internal frontal artery の遠位から 17%NBCA を腫瘍内部まで注入している（矢印）．
C：Posterior internal frontal artery の遠位から 17%NBCA を主に腫瘍被膜に注入している（矢印）．
D：NBCA 注入終了後の non-subtraction 透視画像で，NBCA cast が腫瘍を包むように注入されており，一部は腫瘍内まで浸透している．
E：塞栓術後の左内頚動脈造影で腫瘍の造影は著明に減少している．

149

%NBCAを腫瘍の前方を回るmiddle internal frontal artery（図2B），後方を回るposterior internal frontal artery（図2C）から腫瘍の各コンパートメントに向けて，腫瘍内からfeederに至るまで5カ所でそれぞれ0.1〜0.3mL注入しました．確認造影では，腫瘍の造影は著しく減少していました（図2D, E）．塞栓術後の患者の神経症状は，術前と比較しても不変でした．

塞栓術の翌日に，2回目の摘出術を行いました．1回目と違って出血なく大脳鎌から腫瘍を離断し，そのまま内減圧に移りましたがほとんど腫瘍から出血せず，壊死に陥って腫瘍が軟化している部分も多かったため，内減圧は順調に進みました（図2F）．内減圧の後は腫瘍被膜を軟膜から剥離して奥に回り込んでいくと腫瘍の側方と底から前大脳動脈からの栄養動脈

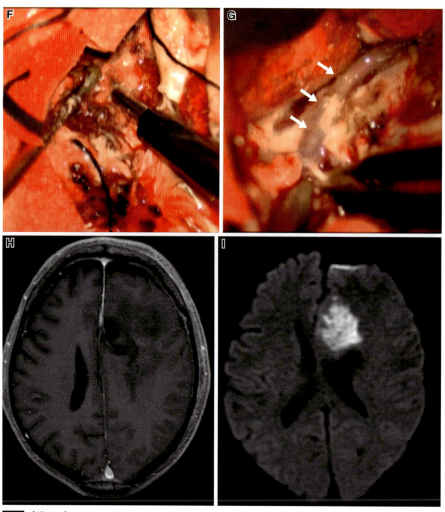

図2（その2）
F：2回目の開頭腫瘍摘出術の術中写真．超音波破砕器で内減圧ができている．
G：内減圧後に腫瘍の外側に回り，NBCAで塞栓されたmiddle internal frontal artery（矢印）からのfeederを焼灼している．
H：術後の頭部MRIで腫瘍は全摘出されている．
I：術後の頭部MRI DWIで左前頭葉深部に虚血病変を認める．

を多数認めたため，これらを凝固切断してさらに剥離を進めました **(図2G)**．最終的には腫瘍は肉眼的全摘出となりました **(図2H)**．腫瘍摘出後に前回の外減圧部を人工骨で骨形成し，閉創しました．2回目の手術時間は7時間30分，出血量は350mLでした（**WEB▶❷**）．

　術後のMRIでは手技関連の虚血巣を認めましたが **(図2I)**，mass effectが消失したことにより患者は目覚ましい改善を見せ，リハビリテーション後に自宅退院し，2回目の手術から5カ月後には自力歩行可能，右上肢の軽度の巧緻運動障害は残存しましたがmodified Rankin Scale（mRS）2となりました．

Q 髄膜腫の軟膜栄養血管の術前塞栓術の適応を考える際に考慮すべき点を教えてください．

A 髄膜腫は発生部位の硬膜血管からの血流供給が多いのが一般的ですが，時には硬膜内血管から脳軟膜を通して腫瘍を包み込むようなpial feederを多数持つものもあります．この場合，腫瘍を硬膜からdetachしてもdevascularizeの効果は少なく，内減圧時に出血が多くなって手術が困難となります．そして腫瘍のサイズが大きい，深部に存在する，といった悪条件が重なると，腫瘍の外側を剥離してpial feederを止めないと内減圧ができないけれども，内減圧ができないと腫瘍の外側に回り込めない，といった悪循環に陥ってしまいます．このような状況が予想される場合には，腫瘍の外側に回り込まなくても内減圧ができるようにするために，術前の軟膜栄養血管塞栓を考慮することがあります[2, 3]．

　髄膜腫の軟膜feederの供給を内減圧前に減少させることは重要で，**図3**に深部の髄膜腫が多くの軟膜血管からの血流を受けていたものの，サイズが小さいために腫瘍の奥の前大脳動脈本幹を内減圧前に剥離することができ，これを適宜一時遮断することで内減圧を進めることができた症例を提示します．

　硬膜内動脈からの軟膜栄養血管を塞栓する場合は，実質脳を栄養するpassing arteryも存在することが多く，これらの虚血によるダメージを最小限にする必要があります．したがって，passing arteryの血流が低下しても側副血行が期待できる，穿通枝やeloquent areaが近くにない，といった条件を持つ軟膜栄養血管が塞栓に向いています．そうした観点からは，やはり中大脳動脈系は適応になりづらく，前大脳動脈，小脳皮質動脈あたりがターゲットになると思います．**図4**に軟膜血管からの血流供給が多い大型の錐体骨髄膜腫で，上小脳動脈と前下小脳動脈の術前コイル塞栓術が有効だった症例を提示します．

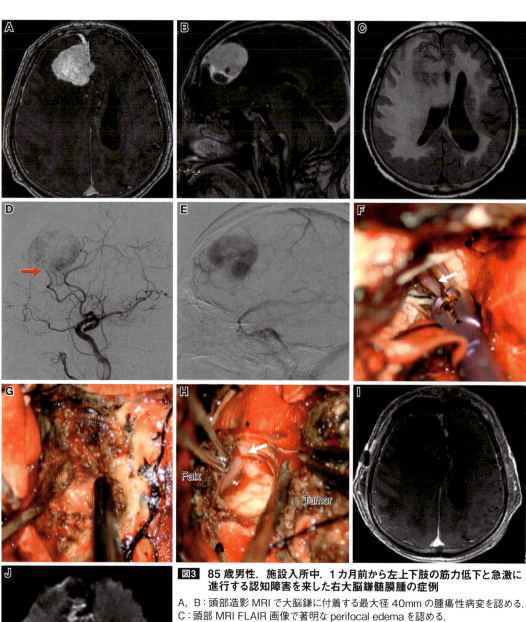
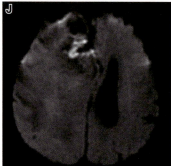

図3 85歳男性．施設入所中．1カ月前から左上下肢の筋力低下と急激に進行する認知障害を来した右大脳鎌髄膜腫の症例

A, B：頭部造影 MRI で大脳鎌に付着する最大径 40mm の腫瘍性病変を認める．

C：頭部 MRI FLAIR 画像で著明な perifocal edema を認める．

D, E：右内頸動脈造影の動脈相で pericallosal artery（矢印）から分岐した anterior inferior frontal artery と middle internal frontal artery から腫瘍が造影される．

F：開頭腫瘍摘出術の術中写真．腫瘍の前方に回って右 pericallosal artery（矢印）を一時遮断している．

G：右 pericallosal artery の一時遮断下（20分×2回）に超音波破砕器で内減圧している．出血は少ない．

H：十分な内減圧の後に腫瘍の内側下方で middle internal frontal artery（矢印）をとらえ，そこから出る feeder を凝固している．

I, J：術後の造影 MRI で腫瘍は全摘出されており，DWI 画像で虚血性変化を認めない．

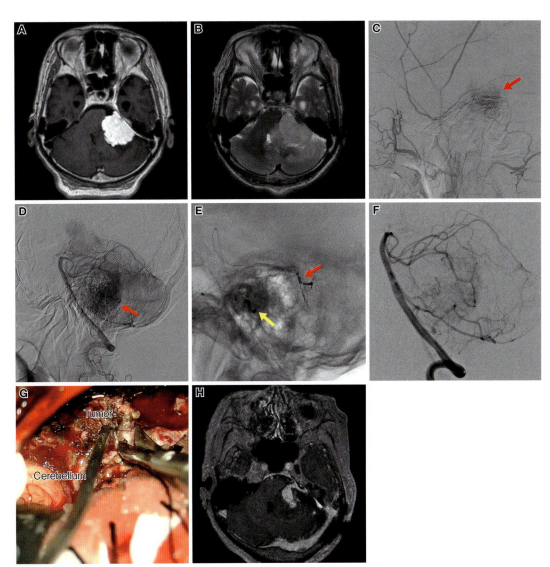

図4 76歳女性．統合失調症で50年前から精神科に入退院を繰り返している．3カ月前から歩行障害，構音障害，嚥下障害が出現し次第に進行した左錐体骨髄膜腫の症例

A：頭部MRI造影で左小脳橋角部に最大径45mmの均一に造影されるmass lesionを認める．
B：頭部MRI T2強調画像で，左小脳半球に著明なperifocal edemaを認める．
C：左外頚動脈造影で中硬膜動脈のmastoid branchから腫瘍濃染像を認める（矢印）．
D：左椎骨動脈造影で上小脳動脈，前下小脳動脈からの腫瘍濃染像を認める（矢印）．
E：液体塞栓物質は脳神経麻痺のリスクが高いと考え，上小脳動脈feeder（赤矢印），前下小脳動脈feeder（黄矢印）をコイルで塞栓した．
F：塞栓術後の左椎骨動脈造影で腫瘍濃染の著明な縮小を認める．
G：開頭腫瘍摘出術の術中写真．腫瘍内部をハサミで内減圧しているが出血量は少ない．
H：患者の年齢と背景を考え，中小脳脚や脳神経からは剥離せず部分摘出にとどめた．患者は自力歩行ができるまで回復して退院された．

Q 髄膜腫の他に軟膜血管の塞栓が有効な腫瘍について教えてください．

A 血流豊富な腫瘍の代表的なものに小脳血管芽腫があります．栄養血管はほとんどの場合は硬膜内血管で，腫瘍の血流は豊富で内減圧ができず，脳動静脈奇形に準じた摘出手技が求められます．特に充実性の血管芽腫の手術は難しく，脳表のfeederは手術の早期に遮断できますが，深部のfeederの処理が最後になるため，術前に深部feederを処理する意義が大きいのは脳動静脈奇形と同じです[4, 5]．

図5に提示するのは47歳の男性で，頭痛と軽度の小脳失調で発症し，MRIで小脳上面に造影を受ける32mmの占拠性病変と周囲の浮腫を認めました．

仕事の都合ですぐに入院ができず入院日を調整している間に症状が進行し，2週間後に意識混濁と繰り返す嘔吐で当院に搬送されました．切迫小脳扁桃ヘルニアならびに中脳水道狭窄による閉塞性水頭症と考え，入院の上で脳血管造影検査を追加しました．

腫瘍がテント直下，小脳虫部前方のculmenに存在し，ほとんどの血流を前方の上小脳動脈（SCA）から受けていることを考え，以下の順で手術しました（WEB▶3）．①主な摘出ルートとなるoccipital transtentorial approach（OTA）から見て最深部にあるSCAのfeederをコイルで塞栓する，②後頭蓋窩を減圧するために正中後頭下開頭を広く行い，またその術野でforamen magnumから髄液を排出させOTAの後頭葉圧排を容易にする，③左OTAで小脳前方上面からのSCA feederを全て遮断し，腫瘍の周囲を剥離，drainerを切断して腫瘍を一塊として摘出する．

腫瘍の尾側の剥離がOTAでしづらければ，後頭下開頭のルートからその部分を剥離する予定でしたが，その必要はありませんでした．また，術前に最深部のfeederを塞栓していたので，剥離操作を通して出血は少なくてすみました．

患者の症状は回復し，脳室腹腔シャント術を受けた後，mRS 1で自宅退院となりました．

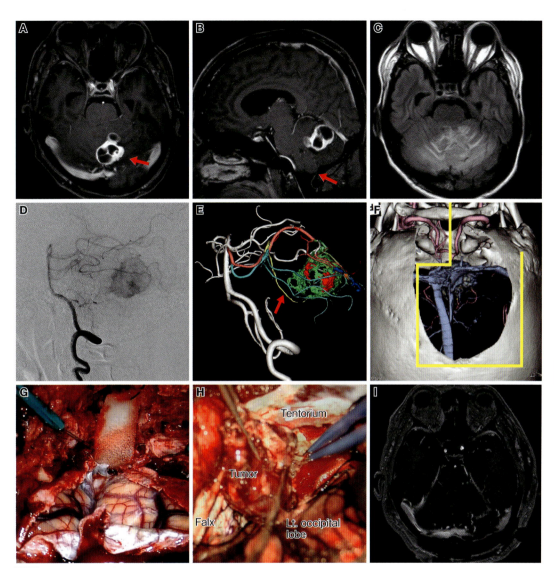

図5 47歳男性．頭痛と軽度の小脳失調で発症し，2週間後に意識混濁と繰り返す嘔吐で当院に搬送された小脳血管芽腫の症例

A，B：頭部造影 MRI で小脳虫部上面に最大径 32mm の囊胞と実質の混在する腫瘍性病変を認める（A 矢印）．小脳扁桃が大後頭孔に嵌頓しており，切迫小脳扁桃ヘルニアが疑われる（B 矢印）．
C：頭部 MRI FLAIR 画像で左小脳半球に著明な perifocal edema を認める．
D：左椎骨動脈造影で，主に左上小脳動脈から栄養される腫瘍濃染像を認める．
E：左椎骨動脈 3D-DSA で，腫瘍の底部から入る上小脳動脈の feeder を認め，これをコイルで塞栓した．
F：3D-CTangiography から作成したテント上下開頭の手術予定図．黄色線は皮膚切開線を示す．
G：腫瘍摘出術の術中写真．正中後頭下開頭を行い，後頭蓋窩硬膜を切開して減圧開頭とした．
H：左後頭開頭から大脳半球間裂を経由してテント切開を行い，血管芽腫の feeder 遮断，剥離を行って一塊として摘出する最終局面．
I：術後の頭部造影 MRI で腫瘍は全摘出されている．

豆 知識

液体塞栓物質の腫瘍壊死惹起，腫瘍体積減量効果

液体塞栓物質は腫瘍の終末細動脈まで浸透するためその塞栓効果は高く，比較的即座に塞栓部分の腫瘍壊死を引き起こすことができます[6]．液体塞栓物質が硬膜血管feederより腫瘍内に大量に注入できた場合，腫瘍内部が壊死により著しく軟化している上に出血もしないため，内減圧が吸引管だけで速やかに進むことはよく経験します．また，腫瘍の大部分を壊死させることにより，一時的ですが腫瘍体積の減量効果も認めます．筆者らが，液体塞栓物質で腫瘍を十分塞栓した後に何らかの理由で長期間腫瘍摘出術に至らなかった頭蓋内髄膜腫5例を観察したところ，塞栓術後2，3週間で腫瘍体積の20～40％ほどの減量が見られ，その効果が3～6カ月間は持続していました[7]．このことは，例えば症候性の髄膜腫ではあるが全身状態不良で開頭術のリスクが高い，といった症例には腫瘍塞栓術（＋放射線治療）が姑息的な代替手段になりうることを示します[8]．

まとめ

● 髄膜腫の術前塞栓術は硬膜血管 feeder から行うのが安全ではあるが，pial feeder からの血流が著しく多く摘出術が困難になる場合は硬膜内血管の塞栓も考慮する．

● 硬膜内血管からの腫瘍血管塞栓は前大脳動脈，小脳皮質動脈が比較的安全で，腫瘍内塞栓のリスクが高い場合はコイルでの近位閉塞も flow reduction として有効である．

● 液体塞栓物質による腫瘍塞栓効果は高く，腫瘍壊死により摘出術時の内減圧が容易となり，また塞栓単独での腫瘍減量効果もある．

参考文献

1) Lownie P, et al: Clinical presentation and management of giant anterior communicating artery region aneurysms. J Neurosurg 92: 267-77, 2000
2) Kaji T, et al: Preoperative embolization of meningiomas with pial supply: successful treatment of two cases. Surg Neurol 52: 270-3, 1999
3) Hirohata M, et al: Preoperative embolization of brain tumor with pial artery or dural branch of internal carotid artery as feeding artery. Interv neuroradiol 12（Supple 1）: 246-51, 2006
4) Ampie L, et al: Safety and outcomes of preoperative embolization of intracranial hemangioblastomas: a systematic review. Clin Neurol Neurosurg 150: 143-51, 2016
5) Gläsker S, et al: Risk of hemorrhage in hemangioblastomas of the central nervous system. Neurosurgery 57: 71-6, 2005
6) Borg A, et al: Preoperative particle and glue embolization of meningiomas: indications, results, and lessons learned from 117 consecutive patients. Neurosurgery 73: 244-51, 2013
7) Nakajima N, et al: Long-term volume reduction effects of endovascular embolization for intracranial meningioma: preliminary experience of 5 cases. World Neurosurg 105: 591-8, 2017
8) Kondziolka D, et al: Judicious resection and/or radiosurgery for parasagittal meningiomas: outcomes from a multicenter review. Gamma Knife Meningioma Study Group. Neurosurgery 43: 405-13, 1998

WEB動画の視聴方法

本書の動画マークのついている項目は、WEBページにて動画を視聴できます。以下の手順でアクセスしてください。

■メディカID（旧メディカパスポート）未登録の場合
メディカ出版コンテンツサービスサイト「ログイン」ページにアクセスし、「初めての方」から会員登録（無料）を行った後、下記の手順にお進みください。

https://database.medica.co.jp/login/

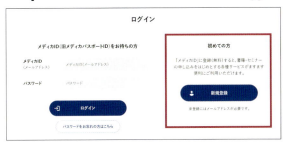

■メディカID（旧メディカパスポート）ご登録済の場合
①メディカ出版コンテンツサービスサイト「マイページ」にアクセスし、メディカIDでログイン後、下記のロック解除キーを入力し「送信」ボタンを押してください。

https://database.medica.co.jp/mypage/

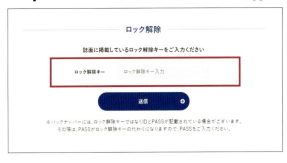

②送信すると、「ロックが解除されました」と表示が出ます。

③「動画」ボタンを押して、一覧表示へ移動してください。
④視聴したい動画のサムネイルを押して動画を再生してください。

ロック解除キー　HF783hkcrst

* PC（Windows / Macintosh）、スマートフォン・タブレット端末（iOS / Android）でご使用いただけます。推奨環境の詳細につきましては、メディカ出版コンテンツサービスサイト「よくあるご質問」ページをご参照ください。
* WEBページのロック解除キーは本書発行日（最新のもの）より3年間有効です。有効期間終了後、本サービスは読者に通知なく休止もしくは終了する場合があります。
* ロック解除キーおよびメディカID・パスワードの、第三者への譲渡、売買、承継、貸与、開示、漏洩にはご注意ください。
* 図書館での貸し出しの場合、閲覧に要するメディカID登録は、利用者個人が行ってください（貸し出し者による取得・配布は不可）。

WEB 動画解説目次

1章1
図3

動眼神経麻痺で発症した内頚動脈−後交通動脈分岐部動脈瘤
クリップ・コイルの柔軟な使い分け

51歳女性，左IC-PC動脈瘤の破裂慢性期で軽度の左動眼神経麻痺を伴う症例の開頭動脈瘤ネッククリッピング術．動脈瘤の位置が頭蓋底に近接しており，完全なクリッピングのためにブレードの一部を海綿静脈洞内に挿入した．
ICA：内頚動脈，M2：中大脳動脈M2部，III：動眼神経，AN：動脈瘤．

1章2
図1〜3

高齢者の破裂前交通動脈瘤
急性期の非侵襲性を追求する

82歳女性，破裂前交通動脈瘤に対して急性期にブレブの部分的コイル塞栓術を行った．慢性期に根治のための開頭動脈瘤ネッククリッピング術をinterhemispheric approachで行った．
A1, A2, A3：前大脳動脈A1, A2, A3部，AN：動脈瘤．

1章3
図1，2

極小破裂脳動脈瘤
その特徴と診断，治療のピットフォール

85歳男性，破裂左中大脳動脈末梢部微小動脈瘤に対するバイパス併用動脈瘤トラッピング術．親血管を遮断下にICG videoangiographyを行い，動脈瘤遠位の中大脳動脈皮質枝を正確に同定した．
STA：浅側頭動脈，M3, M4：中大脳動脈M3, M4部，AN：動脈瘤．
矢印はICG videoangiographyにて逆行性に遅れて造影される中大脳動脈皮質枝．

1章4
図3〜5

後下小脳動脈瘤
血管内治療が困難なときの対応

71歳女性，破裂左椎骨動脈−後下小脳動脈瘤（高位）に対するバイパス併用動脈瘤トラッピング術．
OA：後頭動脈，SpCM：頭板状筋，SspM：頭半棘筋，PCEV：顆導出静脈，HGC：舌下神経管，PICA：後下小脳動脈，VA：椎骨動脈，AN：動脈瘤．

1章5　フローダイバーター時代の母血管閉塞術

図1，2　いかに虚血性合併症を予防するか

45歳女性，破裂左内頸動脈解離に対するハイフローバイパス併用母血管閉塞術．コイルによる母血管閉塞術による虚血合併症を予防するために，頭蓋内内頸動脈の後交通動脈近位部をクリップで遮断した．

STA：浅側頭動脈，M2, M4：中大脳動脈M2, M4部，RAG：橈骨動脈グラフト，ECA：外頸動脈，ICA：内頸動脈，AN：動脈瘤，Pcom：後交通動脈．

1章6　コイル塞栓後の動脈瘤再発

図1，3　Coil compaction とAneurysmal regrowth

43歳男性，破裂右内頸動脈－後交通動脈瘤に対してコイル塞栓術を行ったが2度にわたり再発を来し，バイパス併用で動脈瘤と後交通動脈起始部の塞栓術を行った．

STA：浅側頭動脈，P2：後大脳動脈P2部，PTA：後側頭動脈（後大脳動脈由来）．

1章7　大型，血栓化，紡錘状動脈瘤

図4　安全性と治療効果の両立を目指して

62歳男性，頭痛の精査で発見された未破裂前交通動脈大型血栓化動脈瘤に対してバイパス併用ネッククリッピング術を行った．

STA：浅側頭動脈，A1, A2, A3：前大脳動脈A1, A2, A3部，FPA：前頭極動脈（前大脳動脈の分枝），RAG：橈骨動脈グラフト，AN：動脈瘤．

2章2　総頸動脈，頸部内頸動脈病変

図1，2　ハイブリッド手術室の有用性

65歳女性，腹部大動脈手術を控えた右総頸動脈起始部と右頸部内頸動脈のtandem stenosisに対して一期的に血管拡張術と内膜剥離術を行った．

CCA：総頸動脈，ECA：外頸動脈，ICA：内頸動脈，OA：後頭動脈．

2章2　総頸動脈，頸部内頸動脈病変

図3C　ハイブリッド手術室の有用性

78歳女性，心原性右総頸動脈閉塞症例の頸動脈エコー．頸動脈分岐部のプラークに可動性プラークがはまり込んでいる．

CCA：総頸動脈，ICA：内頸動脈．

2章3 椎骨脳底動脈系の虚血性病変の治療
図5 血行再建術の適応決定が難しい疾患群

75歳男性，内科的治療に抵抗性の脳底動脈解離による血行力学的脳幹虚血に対して右浅側頭動脈－右上小脳動脈吻合術を行った．
STA：浅側頭動脈，SCA：上小脳動脈．

2章3 椎骨脳底動脈系の虚血性病変の治療
図6 血行再建術の適応決定が難しい疾患群

58歳男性，両側椎骨動脈狭窄，閉塞による血行力学的脳虚血で一過性脳虚血を繰り返している．血行再建目的に右後頭動脈－後下小脳動脈吻合術を行った．
OA：後頭動脈，PICA：後下小脳動脈．

3章1 脳動静脈奇形
図1〜3 術前塞栓術のベネフィット＆リスク

25歳男性，脳室内出血で発症した右側頭葉内側の脳動静脈奇形．Feederとnidusの一部を塞栓した後，開頭脳動静脈奇形摘出術を行った．
ICA：内頚動脈，AchoA：前脈絡叢動脈，M2：中大脳動脈M2部．

3章1 脳動静脈奇形
図5A〜E 術前塞栓術のベネフィット＆リスク

42歳女性，脳内出血で発症した右前頭葉内側62mmの脳動静脈奇形．Onyxでfeeder aneurysmを塞栓した後，開頭脳動静脈奇形摘出術を行った．
A2：前大脳動脈A2部，MCA：中大脳動脈，Acom：前交通動脈．

3章1 脳動静脈奇形
図5F〜J 術前塞栓術のベネフィット＆リスク

64歳女性，小脳出血＋くも膜下出血で発症した小脳上面の脳動静脈奇形．Feeder aneurysmと上小脳動脈からのfeederを塞栓した後，正中後頭下開頭で脳動静脈奇形摘出術を行った．
PICA：後下小脳動脈，SCA：上小脳動脈．

WEB 動画解説目次

3章2　脊髄動静脈瘻
図1，2　画像診断と病型分類の進歩

37歳男性，くも膜下出血を来した幼少期からの脊髄動静脈瘻．胸椎paraspinal AVFに対して直達術で流出静脈離断を行った．
Th：胸椎．

3章2　脊髄動静脈瘻
図1，3　画像診断と病型分類の進歩

37歳男性，くも膜下出血を来した幼少期からの脊髄動静脈瘻．胸椎paraspinal AVFに対して直達術で流出静脈離断を行った後，合併するperimedullary AVFに対して塞栓術を行った．

3章3　出血性脳腫瘍
図1　硬膜内血管からの塞栓術を考える

59歳男性，前大脳動脈から豊富な血流を受ける左大脳鎌大型髄膜腫の症例．外頸動脈系からの栄養血管塞栓術のみ行い，開頭腫瘍摘出術を試みた．

3章3　出血性脳腫瘍
図2　硬膜内血管からの塞栓術を考える

59歳男性，前大脳動脈から豊富な血流を受ける左大脳鎌大型髄膜腫の症例．前大脳動脈からの栄養血管塞栓術を行った後，再度摘出術を行った．
PIFA：後内側前頭動脈，MIFA：中内側前頭動脈，いずれも前大脳動脈の分枝．

3章3　出血性脳腫瘍
図5　硬膜内血管からの塞栓術を考える

47歳男性，切迫小脳扁桃ヘルニアを来した小脳上面血管芽腫の症例．上小脳動脈からのfeederを塞栓した後，開頭腫瘍摘出術を行った．
SSS：上矢状静脈洞．

索引

A-E

A to A embolism **96, 116**
Acom（anterior communicating artery）動脈瘤 **29, 35, 45**
—— コイル塞栓術の合併症率 **36**
aneurysmal regrowth **72, 74**
anterior interhemispheric approach **31, 89**
arteriotomy **108**
arteriovenous fistula **137**
ARUBA **13**
AVF（arteriovenous fistula）**137**
AVM（arteriovenous malformation）**126, 127**
—— 塞栓術におけるリスク因子 **136**
—— 摘出術 **128, 130**
bonnet bypass 術 **110**
CAS（carotid artery stenting）**96, 98, 100**
CEA（carotid endarterectomy）**96, 97**
—— のリスク評価 **98**
CFD（computational fluid dynamics）**80, 91**
coil compaction **72, 74**
computational fluid dynamics **80, 91**
dAVF（dural arteriovenous fistula）**142**
direct puncture 法 **14**
DSA（digital subtraction angiography）**14**
EBI（early brain injury）**38**
ECA（external carotid artery）-RA（radial artery）-M2 バイパス **62**

F-O

flow alteration **80**
hyperperfusion **96, 101**
ICA（internal carotid artery）
—— 血豆状動脈瘤 **68**
—— 動脈瘤 **62**
IC-PC（分岐部）動脈瘤 **21, 26, 27, 72**
interhemispheric approach **37, 38, 39**
ISAT **13**
isolated sinus **14**
—— を伴う硬膜動静脈瘻 **14**
mass effect **22**
NASCET **99**
OA（occipital artery）**55**

—— -PICA バイパス **56, 58**
—— 術の難易度 **59**
occipital transtentorial approach **134**
Onyx **130**
—— 注入後のマイクロカテーテル抜去困難 **133**

P-Z

paraspinal AVF **140**
partial coiling **36**
pearl and string sign **62**
perimedullary AVF **141**
perimesecephalic SAH **41**
PICA（posterior inferior cerebellar artery）**51**
—— 走行のバリエーション **59**
—— 動脈瘤 **53**
—— の吻合箇所に応じた術野 **60**
PTA-stent **124**
pterional approach **37**
RCT **13**
SAMS **137, 139**
SEP（somatosensory evoked potential）**98**
Shaggy aorta **103**
spinal arteriovenous metameric syndrome **137**
STA（superficial temporal artery）-M4 バイパス **64**
STA-MCA（middle cerebral artery）バイパス **112**
STA-PCA（posterior cerebral artery）バイパス **74**
subcallosal artery **37**
tandem lesion **96, 99, 100**
VA（vertebral artery）**51**
—— 大型動脈瘤 **85**
—— 合流部の未破裂紡錘状動脈瘤 **92**
—— 動脈瘤 **87**
—— 閉塞 **120**
—— -PICA 動脈瘤 **51**
VBA（vertebrobasilar artery）**115**
—— 狭窄 **119**
working angle **33, 35**

あ行

アシストバイパス　64
液体塞栓物質　156
　── の腫瘍壊死惹起，腫瘍体積減量効果　156
エビデンス　13
大型血栓化動脈瘤　87
大型動脈瘤　10, 84, 91

か行

外頚動脈−橈骨動脈−中大脳動脈 M2 部バイパス
　62
ガイドライン　13
解離　62
　── 性脳動脈瘤　63
過灌流症候群　101, 102
仮性動脈瘤　16, 45
顔面麻痺　98
記憶障害　37
喫煙　53
逆行性アプローチ　108
極小動脈瘤　10
極小破裂脳動脈瘤　41, 45
虚血性合併症　35, 36, 62
くも膜下出血　38, 41, 137
　── 後の遅発性脳虚血　38
　── を来した解離性動脈瘤の再破裂　63
頚髄硬膜動静脈瘻　144
頚動脈ステント留置術　98
頚動脈直接穿刺　14
頚動脈内膜剥離術　97, 107
頚部内頚動脈狭窄　97, 101, 105
頚部内頚動脈閉塞　113
血管内治療　10
血行再建術　108, 119
血行力学的脳虚血　116
血栓化　89
血栓回収術　17
血栓化動脈瘤　84, 91
コイル塞栓（術）　37
　── 後再発動脈瘤　74, 78
　── 後の動脈瘤再発　74, 75
構音障害　98
後下小脳動脈瘤　51, 53

高血圧　53
抗血栓薬服用患者　10
後頭動脈　55
後方循環　118, 120
　── の主幹動脈狭窄性病変　118
硬膜 AVF　142
硬膜動静脈瘻　14
高齢者　29
個別化治療　13

さ行

再破裂　48, 49
若年者の破裂動脈瘤　53
周術期虚血性合併症　100
主幹動脈狭窄性病変　118, 120
出血源不明のくも膜下出血　41
出血性脳腫瘍　147
術前塞栓術　126, 130
術中脳血管造影　132, 133
術中破裂　35, 36
腫瘍塞栓術　156
症候性頚部内頚動脈狭窄症　99
症候性頭蓋内主幹動脈狭窄　124
小脳血管芽腫　152, 155
小脳出血　134, 135
心原性塞栓　110
心室性期外収縮　21, 23
心室頻拍　23
真性動脈瘤　43
診断 DSA　14
髄膜腫　147, 148, 151, 152, 154
頭蓋内 ICA 病変　66
脊髄 AVF　142
脊髄血管奇形の病型分類　145
脊髄動静脈瘻　137, 138
石灰化　97
切迫破裂　20
前交通動脈　29, 35, 45
　── 仮性動脈瘤　46
　── 瘤　11, 29
　── の未破裂大型血栓化動脈瘤　90
浅側頭動脈−後大脳動脈バイパス術　74
浅側頭動脈−上小脳動脈バイパス術　120, 121
浅側頭動脈−中大脳動脈バイパス術　112

早期脳損傷　38
総頸動脈単独の塞栓性急性閉塞　110
総頸動脈病変　14, 105, 110
総頸動脈閉塞症　111, 112

た行

体性感覚誘発電位　98
多発動脈瘤　10
ダブルカテーテルテクニック　54
遅発性脳虚血　38
直達手術　10
椎骨動脈－後下小脳動脈分岐部動脈瘤　51
椎骨脳底動脈　115
テント下 AVM　134
動眼神経麻痺　20, 22, 25, 26
　── の術後改善率　23
　── を伴う IC-PC 動脈瘤　25
同時手術　14
動静脈シャント疾患　14
糖尿病性動眼神経麻痺　22
糖尿病性モノニューロパチー　22
動脈硬化性の総頸動脈閉塞症に対する血行再建
　112
動脈瘤再発　72, 74
動脈瘤性動眼神経麻痺　22

な行

内頸動脈海綿静脈洞部動脈瘤　91
内頸動脈狭窄　96
内頸動脈－後交通動脈分岐部動脈瘤　20, 72
内頸動脈背側血豆状動脈瘤　44
難治性 ICA 病変　70
難治性動脈瘤　14, 80
軟膜血管　152
二期的手術　36
ネッククリッピング　74, 79
脳血管外科　18
脳血管障害　10
脳血管攣縮　38
嚢状動脈瘤　41, 42
脳底動脈先端部動脈瘤　81
脳動静脈奇形　14, 126
脳動脈瘤　10

は行

バイパス術　14, 110, 111
バイパス併用での内頸動脈母血管閉塞術における閉
　塞方法　66
ハイブリッド手術　14
　── 室　14, 63, 105
ハイフローバイパス　64
破裂前交通動脈瘤　37, 38, 46
破裂動脈瘤　36
　── の急性期造影検査所見の不安定性　44
非外傷性くも膜下出血　41
フローダイバーター　12, 23, 62, 80
包括的治療選択　10
紡錘状動脈瘤　84, 91
母血管閉塞（術）　14, 62, 64

ま - わ行

未破裂大型血栓化前交通動脈瘤　89
未破裂動脈瘤の 3 年間破裂率　87
ランダム化比較試験　13
ワイドネック動脈瘤　12

著者紹介

福田 仁（ふくだ ひとし）
高知大学医学部脳神経外科 准教授

【略歴】
1998 年　京都大学医学部医学科卒業
1998 年　京都大学医学部附属病院脳神経外科 研修医
1999 年　田附興風会北野病院脳神経外科 医員
2001 年　国立循環器病研究センター脳神経外科 レジデント
2002 年　京都大学大学院医学研究科脳神経外科学
2005 年　姫路医療センター脳神経外科 医員／医長
2010 年　Clinical Fellow, Division of Neurosurgery, St. Michael's Hospital, Toronto, CA
2012 年　Research Fellow, Skull base laboratory, Weill Cornell Medical College, New York, USA
2012 年　城山病院脳血管内治療科 部長
2013 年　倉敷中央病院脳神経外科 副部長／部長
2016 年　尼崎総合医療センター脳神経外科 医長
2017 年　高知大学医学部附属病院脳神経外科 特任講師
2022 年～高知大学医学部附属病院脳神経外科 准教授

【主な所属学会・学会活動】
日本脳神経外科学会代議員／日本脳神経血管内治療学会代議員／Surgical Neurology International 誌 Associate Editor（Section: Randomized controlled trials）／Frontiers in Neurology 誌 Associate Editor（Section: Stroke）／The World Stroke Organization（WSO）Taskforce for Prehospital Care（2024-）

【主な資格等】
京都大学医学博士
日本脳神経外科学会専門医・指導医／日本脳卒中の外科学会技術指導医／日本脳卒中学会指導医／日本脳神経血管内治療学会専門医・指導医

【受賞歴】
京都大学脳神経外科同門会 半田肇賞（2006 年）
European Stroke Research Foundation Award（2018 年）
高知大学医学部附属病院 優秀研究者賞（2019 年）

本書は小社発行の専門誌『脳神経外科速報』第33巻1号〜6号「こんなときどうする？ 脳血管障害 二刀流術者の治療選択」をまとめて大幅に加筆修正し，新規原稿も加えて単行本化したものです．

脳血管障害の包括的治療選択　再発・合併症・難症例から学ぶ
ー血管内・直達・ハイブリッドのWEB動画付き

2025年3月1日発行　第1版第1刷

著　者　福田 仁

発行者　長谷川 翔

発行所　株式会社メディカ出版
　　　　〒532-8588
　　　　大阪市淀川区宮原3−4−30
　　　　ニッセイ新大阪ビル16F
　　　　https://www.medica.co.jp/

編集担当　岡 哲也

編集協力　齋藤里美／加藤明子／松田志帆

装　　幀　有限会社ティオ　大石花枝

組　　版　株式会社明昌堂

印刷・製本　株式会社シナノ パブリッシング プレス

© Hitoshi FUKUDA, 2025

本書の複製権・翻訳権・翻案権・上映権・譲渡権・公衆送信権（送信可能化権を含む）は，（株）メディカ出版が保有します．

ISBN978-4-8404-8767-2　　　　　　　　　　　　　　　　Printed and bound in Japan

当社出版物に関する各種お問い合わせ先（受付時間：平日9：00〜17：00）
●編集内容については，編集局 06-6398-5048
●ご注文・不良品（乱丁・落丁）については，お客様センター 0120-276-115